Das unvergleichliche Buch, das schon nach seinem Ersterscheinen über ein Jahr auf der Bestsellerliste stand. Trotz ihrer Krankheit ließ sich Ruth Picardie nicht unterkriegen und durchkreuzte alle Versuche, sie in die Rolle einer mitleidigen Patientin zu drängen. Allen Widerständen zum Trotz beharrte sie darauf, so zu bleiben, wie sie ist.

«Wunderbar amüsant, erschreckend sarkastisch und immer auch todtraurig.»
(«Berliner Zeitung»)

Ruth Picardie, geboren 1964 in Reading, studierte in Oxford und arbeitete als Journalistin bis zu ihrem Tod am 22. September 1997.

Es wird mir fehlen, das Leben

Ruth Picardie
mit Matt Seaton und Justine Picardie

Deutsch von Kim Schwaner

Rowohlt Taschenbuch Verlag

Die Originalausgabe erschien 1998
unter dem Titel «Before I Say Goodbye»
bei Penguin Books Ltd. in London

Umschlaggestaltung: Susanne Heeder
(Foto: Harry Borden / IPG)

Ungekürzte Ausgabe
Veröffentlicht im Rowohlt Taschenbuch
Verlag GmbH, Dezember 2001
Copyright © 1999 by Rowohlt Verlag GmbH,
Reinbek bei Hamburg
«Before I Say Goodbye» Observer-Kolumnen
Copyright © 1997 by Ruth & Justine Picardie
Vor- und Nachwort
Copyright © 1998 by Matt Seaton
Die Urheberrechte sämtlicher Briefe und
E-Mails verbleiben bei den jeweiligen Autoren
Alle deutschen Rechte vorbehalten
Satz Palatino und Letter Gothic PostScript (PageOne)
Gesamtherstellung Clausen & Bosse, Leck
Printed in Germany
ISBN 3 499 33167 5

Die Schreibweise entspricht den Regeln
der neuen Rechtschreibung.

Es wird mit fehlen,
das Leben

Vorwort

Ruth Nadine Picardie wurde am 1. Mai 1964 in Reading geboren – ein Feiertagskind. Ihren zweiten Vornamen bekam sie zu Ehren der südafrikanischen Romanautorin Nadine Gordimer. Ruth' Eltern waren südafrikanische Emigranten und gehörten zu den vielen liberalen Intellektuellen, die während der schlimmen Nachwehen des Massakers von Sharpeville 1960 das Land verließen.

Ruth wuchs in London, Oxford und Cardiff auf. Sie studierte Soziale Anthropologie an der Cambridge University. Ihren ersten richtigen Job nach dem Studienabschluss fand sie bei einem Branchenmagazin der Filmindustrie unter dem damaligen Chefredakteur Oscar Moore. Später übernahm sie selbst die Redaktion, bevor sich ihr eine Karrierechance bei *Mirabella* bot, einem Hochglanzmagazin für Frauen, das nur kurze Zeit auf dem Markt war. Eine leidenschaftliche Kinogängerin blieb sie jedoch immer.

In der Folgezeit arbeitete sie als Redakteurin bei den Zeitungen *Guardian* und *Independent*, entfaltete sich aber gleichzeitig als freie Journalistin, indem sie für unterschiedlichste Zeitungen und Zeitschriften schrieb: von *City Limits* bis *Vogue*, von *Sky* bis zum *Sunday-Telegraph-Magazin*.

Ruth und ich hatten uns im zweiten Jahr an der Universität kennen gelernt und waren seitdem zusammen. Im August 1994 heirateten wir schließlich. Kurz nach unserer Hochzeit ließ Ruth einen Knoten untersuchen, den wir in ihrer linken Brust entdeckt hatten. Man sagte uns, aus den Ergebnissen sei zu schließen, dass es sich um ein gutartiges Gewächs handele. Wir vergaßen die Angelegenheit mehr oder weniger, und gegen Ende des Jahres wurde Ruth die Möglichkeit zur In-vitro-Fertilisation geboten. Die Methode war erfolgreich: Im August 1995 wurden unsere Zwillinge Joe und Lola geboren.

Gut ein Jahr später ließ Ruth weitere Tests machen, denn der Knoten hatte zu wachsen begonnen. Im Oktober 1996 wurde bei ihr Brustkrebs diagnostiziert. Trotz der Behandlung breitete sich der Krebs aggressiv aus: Es dauerte nur wenige Monate, bis klar wurde, dass die Krankheit letal war. Ruth würde sterben; es bestand nur noch die Frage, ob ihr ein Jahr oder zwei Jahre blieben oder gar nur noch wenige Monate.

Zu diesem Zeitpunkt machte ihre ältere Schwester Justine, die inzwischen für das Magazin *Life* beim *Observer* verantwortlich war, den Vorschlag, Ruth möge eine Kolumne über ihr Befinden schreiben. Obwohl sie schon erwogen hatte, über ihre Krebserkrankung zu berichten, war Ruth anfangs nicht ganz wohl bei dem Gedanken. Sie verfasste jedoch zwei «Versuchsballons», und danach war Justine überzeugt, dass ihre Schwester dem Vorhaben gewachsen sein würde. Justine gab der Kolumne den Titel «Before I Say Goodbye».

Letztendlich blieb Ruth nur noch Zeit, fünf Kolumnen zu schreiben – dann wurde sie von der Krankheit überwältigt. Als wir überlegten, was wir von Ruth veröffentlichen könnten, war uns klar, dass die Kolumnen allein für ein Buch nicht reichen würden. Also sahen wir uns Ruth' Korrespondenz näher an.

In ihrem letzten Lebensjahr empfand Ruth es als zunehmend schwierig und strapaziös, den Kontakt zu Freunden und wohlmeinenden Menschen aufrechtzuerhalten: Es war ihr unmöglich, mit so vielen Leuten gesellschaftlichen Umgang zu pflegen, wie sie es einmal getan hatte. Ebenso wenig schaffte sie es, alle Anrufe zu erwidern und auf Nachrichten oder Botschaften zu antworten. E-Mail wurde zu einem Weg, auf dem sie mit einer Gruppe von Freunden in Verbindung bleiben konnte, ohne sich belastet oder belästigt zu fühlen. Praktisch war das Medium E-Mail zudem, wenn es darum ging, engen und direkten Kontakt zu den Freunden zu halten, die weit entfernt waren: Eine von Ruth' wichtigsten Briefpartnerinnen war eine alte Freundin, die in Vietnam lebt. Aber jenseits aller Zweckdienlichkeit stellte E-Mail für Ruth ein neues und auf subtile Weise andersartiges Kommunikationsmittel dar: Es bot die Möglichkeit, Gedanken und Gefühle spontaner als in einem Brief auszudrücken und doch reflektierter als in einem Telefongespräch. Die Nachrichten konnten intim und ernsthaft sein, aber zugleich flüchtig und leicht zu «löschen», und das traf irgendwo in ihrer Schriftstellerinnen-Seele auf Resonanz.

Ruth wusste, dass sie mit ihrer E-Mail-Korrespondenz eine reichhaltige Fundgrube hinterlassen hatte – in der Tat war es ihre eigene Idee, dass ein potenzielles Buch eine Auswahl daraus enthalten sollte. Ich bin sicher, dass wir bei der Zusammenstellung des vorliegenden Buches ihren Wünschen entsprochen haben.

Es gibt Hunderte von Menschen – Freunde, Kollegen und Leser –, denen an dieser Stelle Dank zu sagen wäre. Ich hoffe, sie wissen, dass es nur an den Erfordernissen von Raum und Zeit liegt und nicht an Unbedachtheit und Undankbarkeit, wenn sie hier nicht namentlich genannt werden. Ich muss Ärzten, Krankenschwestern, Pflegern und Personal am Guy's Hospital, Trinity Hospice und anderenorts danken, die Ruth behandelten und unter zunehmend grausamen Umständen ihr Bestes taten, besonders Venetia Herzmark, David Miles, Trudi Coyne, Elizabeth MacDonald, Greig Ramsey, Donal Martin, Jennifer Todd, Liz Watkins und Isabel Bremner. Dank gilt Antonia Byatt, Helen Birch, Margaret Bluman, Lola Bubbosh, Sam Collyns, Jenny Dee, Alex Finer, Genevieve Fox, Lizzie Francke, Georgia Garrett, Roger Gillett, David und Polly Gilmour, Linda Grant, Nick Hornby, Virginia Hornby, Hilly Janes, Leanne Klein, India Knight, Angela Lambert, Annie Lennox, Andrew Marr, Kate Mosse,

Julie Myerson, Peggy Seeger, Charlie Smith, Annette Stevens, Frances Swaine, Jocelyn Targett, Carrie Turk, Beth Wagstaff und Steve Xerri. Ganz besonderen Dank schulde ich Jamie, India und Carrie für die großzügige Erlaubnis, ihre persönliche Korrespondenz mit Ruth abzudrucken.

Ich möchte den zahlreichen Leserinnen und Lesern der Zeitungen *Observer, Telegraph* und *Daily Express* danken, die mir geschrieben haben oder durch das, was sie lasen, bewogen wurden, dem Trinity Hospice Spenden zukommen zu lassen. Aber ganz besonders möchte ich all den Leserinnen und Lesern des *Observer* danken, die an Ruth geschrieben haben. Ihre Briefe waren zahlreich, wunderbar, liebevoll und bewegend – die hier veröffentlichte Auswahl ist insofern beinahe willkürlich.

An Hilary Britten, Neill MacColl, Michael Picardie und Caroline und Geoffrey Seaton weiß ich keine besseren Dankesworte zu richten als: Dies ist ebenso euer Buch wie das von Ruth, mir und Justine. Und zu guter Letzt möchte ich meiner Schwägerin Justine Picardie danken, die Ruth eine gleichermaßen verlässliche, enge und loyale Freundin wie Schwester war und ohne die Ruth ihre Kolumnen vielleicht nie geschrieben hätte und dies Buch nie veröffentlicht worden wäre.

Matt Seaton, Februar 1998

E-Mail an Carrie Turk, 20. November 1996

Liebste C,
hier die neueste Nachricht: Die zweite Chémo-Ladung haben sie mir gestern nicht verpasst, weil die Zahl meiner weißen Blutkörperchen noch immer unter aller Sau ist – beim ersten Mal haben sie «schwerste Geschütze aufgefahren» (O-Ton Onkologe) und sind offenbar übers Ziel hinausgeschossen. Also hab ich eine Woche frei, und das ist großartig – als wär eine Prüfung kurzfristig abgesagt worden. Beim nächsten Mal werden sie die Dosis vom Maximum (7) aufs Fast-Maximum (6) reduzieren. Unterdessen fallen mir die Haare mit erstaunlicher Geschwindigkeit aus – ich rechne mit totaler Kahlheit bis zum Wochenende, sodass die ganze Sache innerhalb einer Woche passiert sein wird. Kommt schrecklich teuer – hab mir am Montag die Haare ultrakurz schneiden lassen und werd mich vermutlich schon Freitag glatt rasieren lassen. Anfangs war's ein bisschen freakig – es ist schon ziemlich bestürzend, wenn

du dir durchs Haar streichst und es dann büschelweise in der Hand hast. Man sieht krank aus, kommt sich vor, als würde man sterben usw. Tu ich aber nicht - es ist ganz einfach Folge der hoch dosierten Chemotherapie. Jedenfalls hab ich mich inzwischen daran gewöhnt, jeden Morgen das Bett abzusaugen, und sehr kurze Haare sind auch praktischer. Inzwischen bitte ich schon alle, die ich kenne, mir einen Hut zu kaufen. Ich hoffe, ich erschrecke die Kinder nicht - kann mir schon vorstellen, dass ich ziemlich schräg aussehe. Solange nur meine verdammten Wimpern usw. bleiben, wo sie sind.

Jedenfalls hab ich gestern bei meiner Nicht-Chemotherapie-Sitzung drei Dinge erfahren:

1. Mein Tumor spricht auf Hormone an (ziemlich ungewöhnlich bei jüngeren Frauen), was bedeutet, dass Tamoxifen zur Wahl steht, wenn die Chemo nicht anschlägt. Das heißt aber auch, dass ich in die Wechseljahre komme. 2. Mein Primär-

tumor könnte um einen Zentimeter oder so geschrumpft sein, obwohl sich sehr leicht Fehler einschleichen können, wenn man mit einem Maßband (raffiniert oder was?) da rangeht. 3. Ich hab ein Auge auf einen der Onkologen geworfen – reine Übertragung, wie wenn man sich in seinen Therapeuten verliebt –, obwohl er keine Spur attraktiv ist, wenn auch sehr ulkig und ein bisschen aussieht wie Dr. Green aus «Emergency Room». Das wär also ansatzweise aufregend.

Kann mich nicht genau erinnern, was ich dir in meinem letzten Fax schrieb, aber die Antibiotika haben innerhalb von 24 Stunden zu wirken begonnen, und jetzt geht es mir gut. Aber ich habe mich letzten Monat definitiv übernommen. Mir ist jetzt bewusst, dass es schwierig ist, irgendwas zu tun, wenn man Chemo kriegt, denn du fühlst dich eine Woche lang echt scheiße, und dann sinkt die Zahl deiner weißen Blutkörperchen, und du wirst krank.

Nicht zu fassen, was du über die fernöstliche Bürokratie schreibst – hast du schon einen Plan für die Entbindung ausgetüftelt? Ich plane auch was, nämlich den Rest des Jahres mit einem nicht haarbezogenen Schönheitsprogramm und mit Komplementär-Therapie zu verbringen, einkaufen zu gehen, Romane zu lesen usw. Finde Freds Gewandtheit in zwei Sprachen unglaublich: Joe und Lola werden für den Rest ihres Lebens grunzen, wenn's in dem Tempo weitergeht.

Alles Liebe R xxxx

E-Mail an Carrie, 2. Dezember 1996

Liebste, liebste Carrie,
Chemo war oberfies. Auf Mr. Miles steh ich auch nicht mehr, denn er flirtet mit all den hoffnungslosen alten Tanten, und ich bin offenbar nur eine von vielen. Stell dir vier Tage schlimmsten Kater kombiniert mit heftigster Grippe vor, wenn du dich kaum bewegen kannst, dich wie vergiftet fühlst und im Halbschlaf vor dich hin dämmerst, aber ohne je so richtig schön weggetreten zu sein. Fühlte mich zu mies, um auch nur Radio zu

hören, und mochte auch nicht von beflissener Mutter und beflissenem Ehemann aufgemuntert werden. Hab's geschafft, morgens ein bisschen aufzustehen mit den Kindern, desgleichen, als sie aus der Tagesstätte kamen, und das war's dann auch. Selbstmitleid & Co. Mir war nur einmal übel (andere Antibrechmittel), bekam eine niedrigere Dosis, aber fühlte mich nur noch schlimmer (Kumulationseffekt). Ääärgh. Gott sei Dank bleiben einem Schmerzen nicht im Gedächtnis (sonst würde man nicht nochmal ein Kind kriegen). Noch vier weitere Chemos (mindestens), und ich weiß nicht mal, ob sie wirken. Bin nicht sicher, warum manche Leute darauf ansprechen und andere nicht. Muss mich erkundigen, ob zwischen vernichteten weißen Blutkörperchen und vernichteten Krebszellen ein Zusammenhang besteht.

Der Ghost-Ausverkauf für die Presse fängt am Donnerstag an. Möchtest du irgendwelche Fummel per Fed-Ex geschickt haben? E-Mail mir sofort.

Alles Liebe, R xxx

E-Mail an Carrie, 17. Dezember 1996

Liebste Carrie,
danke für die göttlichen Strümpfe und die JOE- und LOLA-Stempel, die sie lieben werden und mit denen sie bestimmt die Wände verzieren. Lola ist im Augenblick zwanghaft am Kritzeln und kriegt einen Backenzahn. Der arme Joe bekommt schon wieder Antibiotika, gegen Ohrenentzündung und schrecklichen Husten. Beide sind ständig krank (muss Vitamintropfen kaufen) und brabbeln Kauderwelsch.

Matt hat der Besuch bei der psychologischen Betreuerin von der Brustkrebs-Station aufgemöbelt. (Er trifft sich von jetzt an alle vierzehn Tage mit ihr.) Außerdem hat er sich am Sonnabend für einen Tag aus der Arbeiten-und-Kinderhüten-Tretmühle ausgeklinkt, war morgens Rad fahren und nachmittags mit Garry und seinem Bruder Mark, David und Charlie im Porchester-Bad, um Pimmelgrößen zu vergleichen. Aber er bietet mir erstaunlich wenig Beistand und ist sehr selbstbezogen – verschwand heute Morgen zur Arbeit, ohne mir viel Glück zu wünschen (Chemo heute Nachmittag). Ich schätze, er hat im Augenblick nicht mehr viel zu geben. Mum meint, er hat auf Verdrängen geschaltet, und das wird wohl stimmen.

Ich hab einen Guru der Komplementärmedizin aufgesucht, der mir von einer Journalistenfreundin Justines empfohlen wurde. Er hat Hautkrebs überstanden und war äußerst hilfreich. Er empfiehlt ein ganzes Behandlungsprogramm, von Vitaminen bis zur Verabreichung von Sauerstoff in niedrigen Dosen. Was er sagte, klang ganz einleuchtend: Nämlich nicht: «Ich werd Ihnen eine Shiatsu-Behandlung verpassen, damit Sie sich besser fühlen», sondern: «Sie haben eine Überlebenschance von 50:50; im Guy's weiß man nicht, warum manche Leute überleben und andere nicht; wir werden sicherstellen, dass Sie zu den 50 Prozent zählen, die's tun.» Nachteil ist nur, dass er ein geldgeiler Sack ist, der für die ersten sechs Monate Behandlung 2500 Pfund verlangt. Matt findet, das wäre reine Geldverschwendung, und sähe es lieber, wenn wir

Urlaub in Südafrika machten und das Haus renovierten. Haha.

Dad ist da, und alles ist okay, denn (a) ist Anne hier, um ihn bei Laune zu halten, und (b) wohnen sie nicht bei uns. Die andere aufregende Neuigkeit ist, dass ich zu Justines chinesischem Arzt (nicht so'n überkandidelter Laden à la Hale Clinic, sondern ulkige alte Männer, die in der Camden High Street Kräuter mischen) gegangen bin, damit man sich mal Joes Ekzem ansieht, und wer ist vor mir bei Dr. Lily dran? Prinzessin Diana! In natura ist sie hinreißend schön. Hab mir im Kino «Evita» angeschaut, mit Madonna in der Hauptrolle. Geht ziemlich unter die Haut, wenn's einem nicht mehr peinlich vorkommt, dass immerzu gesungen wird. Eva Peron ist an Brustkrebs gestorben, und denk dir: Das K-Wort wird nicht einmal erwähnt. Das große Unaussprechliche.

Alles Liebe, R xxx

E-Mail an Jamie, 3. Februar 1997

Lieber Jamie,
Entschuldigung für das Schneckenposttempo dieser Antwort: Ich bekomme so wenig E-Mail, dass ich vergesse nachzuschauen, ob was da ist. Wie geht's dir? Ich hab die Chemo nach vier Zyklen geschmissen (sollten sechs werden), denn sie zeigt keine große (wenn überhaupt eine) Wirkung, und ich habe wirklich übel darauf reagiert, z.B. während der letzten Sitzung gekotzt, und das trotz intravenöser Antiemetika. Ich bin inzwischen allergisch gegen Guy's – als ich das letzte Mal hingegangen bin, um den Onkologen zu sprechen, fühlte ich mich den ganzen Rest des Tages richtig krank, obwohl ich überhaupt nicht behandelt worden war. Soll nächste Woche oder in der drauf mit der Strahlentherapie anfangen (sechs Wochen lang jeden Tag), und ich hoffe, dass ich die im St. Thomas bekomme. He, ich wette, du kriegst nicht alle Tage so lustige E-Mails.
   Lustige Seiten von Brustkrebs:

1. Du lässt dir die Haare kurz schneiden, weil sie dir eh ausfallen, und siehe da, die Frisur steht dir gut. Du nimmst dir vor, nie wieder eine andere zu tragen.
2. Du kannst ohne die geringsten Schuldgefühle so richtig gemein zu den Leuten sein.

Bla-bla-bla. Wie läuft die Arbeit? Garten? Usw. Liebe Liebe Liebe Ruth xxx

E-Mail von Jamie, 7. Februar 1997

Ruth, Schätzchen,
das mit der Chemo ist eine schwer wiegende Entscheidung. Aber ich nehme an, nach vier Monaten müsste eigentlich eine Wirkung festzustellen sein? Sie scheint bei einigen gut anzuschlagen, bei anderen gar nicht. Wohl reine Glücks(!)sache. Mein Kumpel in NYC, der AIDS hat und Knochenmarkkrebs bekam, hat sich wie durch ein Wunder erholt und meint, es könnte an seiner Chemo liegen. Er musste

sich jeden Monat eine ganze Woche frei nehmen für die Therapie, so beschissen ging es ihm dabei. Doch er kennt jemand Jüngeren und Fitteren, der dieselbe Behandlung bekommen hat und gerade krepiert ist.

Ich hab im November mit Medikamenten angefangen wegen eines niedrigen T-Lymphozyten-Wertes (im Vergleich zu vielen anderen nichts Ernstes, bei mir lag er über 200). Einerseits halte ich nichts davon, es so eng zu sehen, und die T-Zellen-Zahlen können um Hunderte variieren, je nachdem ob jemand erkältet ist oder sonst was. Aber ein ganzes Jahr lang hatte ich mich unwohl gefühlt, was meine Ärzte stets der Tatsache zuschrieben, dass ich HIV-positiv bin. Typisch. Wäre ich von einem Lastwagen umgefahren worden und in der Unfallstation aufgetaucht, würden sie auch sagen, das sei HIV-bedingt. Jedenfalls haben sie nach nur drei Wochen Basisbehandlung (mit AZT und DdI) einen Test gemacht, um zu sehen, wie viele Viren (welchen Virusload) ich im Körper hatte, und stellten zu ihrer

Überraschung fest, dass meine Virusmenge unter der Nachweisgrenze lag. Ein gutes Zeichen.

Jetzt hab ich mich noch weiter aus dem Fenster gehängt: Ich habe darum gebeten, auf einen Protease-Hemmer gesetzt zu werden (Saquinavir), neben dem alten AZT und einem Medikament namens Epivir. Nach allem, was ich im Internet und sonst so lese, ist das eine gute Kombination. Glücklicherweise bis dato noch keine Nebenwirkungen. AZT dezimiert angeblich die weißen Blutkörperchen und macht dich ein wenig anfälliger für Erkältungen (schniefte er, momentan erkältet). Aber nach jeder Menge Recherche bleib ich dabei. Die empfohlenen Dosierungen sind viel niedriger als die, die früher von den Leuten genommen wurden, und haben daher weniger Nebenwirkungen. AZT ist eines der wenigen Medikamente, die die «Blut-Hirn-Schranke» passieren (so hat man mir zumindest gesagt) und beitragen können, die Möglichkeit einsetzender Demenz zu verringern. Wenn das man nicht schon zu spät ist ...

Meine T-Zellen-Zahl ist in vier Monaten um 100 gestiegen.

Wenn mein Virusload nach einem Jahr medikamentöser Behandlung weiterhin nicht feststellbar ist und ich es schaffe, meine T-Zellen-Zahl noch weiter hochzupushen, kann ich die Medikamente vielleicht absetzen.

Zumindest habe ich das Gefühl, Herr der Lage zu sein. Es besteht immer die Möglichkeit, dass ich mich vergifte, aber ich könnte einfach nicht zulassen, dass der kleine Bastard von Virus sich in aller Ruhe vermehrt. Wenn ich schon abdanken muss, dann will ich wenigstens ein paar von diesen kleinen HIV-Scheißkerlen mitnehmen.

Wäre es nicht toll, wenn man herausfände, dass wir beide nichts anderes bräuchten als Sonnenschein, Ferien, gutes Essen, Abstand von allem und S.C.H.L.A.F.? Manchmal hab ich das Gefühl, wenn ich auf eine griechische Insel verschwände und dort vier Monate mit Schlafen, Sonnenbaden und Essen verbrächte, würde ich alles heilen können.

Scheiße, auch wenn's nicht klappt, besser fühlen würde ich mich bestimmt.

ÜBRIGENS, X weiß nichts von meiner Lage ... (nur ungefähr ein Dutzend Leute wissen es).

Liebe und nochmals Liebe. Schreib bald, und ich tu's auch.

Jamie

E-Mail an Jamie, 10. Februar 1997

Liebster Jamie,
danke für deine brillante und lange E-Mail (frecherweise hab ich auch deine kurze an Matt gelesen). Es tut gut, einen Freund zu haben, der auch krank ist. Bei Gott, ich wünschte, du wärst es nicht, aber es besteht eben ein Maß an Gemeinsamkeit, das auch die hilfreichsten Freunde nicht bieten können. Und mit den traurigen, glatzköpfigen Säcken, die einem im Krankenhaus ständig über den Weg laufen, will ich darüber nicht reden.

Betr. Behandlung: Es scheint unter

meinen Docs nur sehr wenig Übereinstimmung zu geben. Jeder sagt was anderes zur Behandlung. Die Unterschiede sind nicht groß, aber angeblich bedeutsam. Hab mir jedenfalls bestätigen lassen, dass inzwischen eine Wirkung festzustellen sein müsste, wenn die Chemotherapie angeschlagen hätte – im Marsden haben sie einen anderen, eher aktiven Ansatz und überprüfen die Behandlung routinemäßig schon nach vier Zyklen, während die vom Guy's einem unabhängig von der Wirksamkeit die volle Dröhnung verpassen, es sei denn, man ergreift selbst die Initiative. Soll morgen mit der Strahlentherapie anfangen (sechs Wochen lang täglich, nicht waschen, kein Deo, igittigitt), aber ich habe Schmerzen im Brustbein und Angst, das könnte Knochenkrebs sein. Bespreche daher morgen die Situation mit den Ärzten. (Das verdanke ich meiner Schwester, die den Termin erzwungen hat.) Wenn sich der Krebs ausgebreitet hat, würde ich «gern» ein neues Chemotherapie Schema versuchen, bei dem Taxane zur Anwendung kommen (Eibenextrakt – «natürlich», aber sehr giftig, verursacht totalen Haarausfall am ganzen Körper!) Oooh Gott ...

Erstaunlich, wie ihr Schwulen mit HIV umgeht. Habt ihr da Spezialberater, oder was? Wie du schon sagst – weil du so viel recherchiert hast und selbst über Behandlungsweisen entscheidest, fühlst du dich gut. Muss mir noch einen Web-Browser beschaffen und die Internet-Seite über Brustkrebs aufrufen. Irgendwie bin ich so erschöpft von all den Arztterminen und Röntgenstrahlen und Tränen, dass ich das Thema am liebsten total abhaken würde. Betr. Alternativkram. Die Anzahl der Behandlungen/Therapien ist (a) überwältigend und (b) sind sie teuer, aber ich schnüffle da ein bisschen rum. Kann auch nicht weniger wirkungsvoll sein als die elende Chemotherapie und führt nicht dazu, dass es mir beschissen geht. Aber wenn die zweite Chemo und die Strahlentherapie versagen, dann steige ich auf jede noch so verrückte Diät ein und konsultiere jeden rauschebärtigen Heiler der Branche.

Freut mich, dass dein Medikamenten-
cocktail gut anschlägt, ohne Nebenwirkungen. (Geschmacklose Zwischenfrage:
Siehst du dir «Emergency Room» an? Jean-
nie ist HIV-positiv, und durch die Medikamente ist ihr übel.) Betr. Blut-Hirn-
Schranke. Ich denke, ich würde lieber
verrückt werden, als unter Qualen zu
sterben. Aber vielleicht kann man ja
auch beides hinkriegen.

Arbeite ein wenig – ja, bin auf dem Weg
zu einem Interview mit Joanna Briscoe
(Romanautorin) heute Nachmittag. Lass
von dir hören.

Liiiebe, Ruth xxx

E-Mail von Jamie, 11. Februar 1997

Liebe Ruth,
ich bin echt froh, dass du unseren Ge-
dankenaustausch tatsächlich als hilfreich empfindest. Ich bin einfach so
schockiert und überrascht, eine so gesunde Wuchtbrumme wie dich wenn auch
nicht im selben, so doch überhaupt in

einem Boot mit Kainsmal zu finden. Irgendwie bei dir so gar nicht vorstellbar ... aber dasselbe sagen die Leute auch zu mir. Ich hab mich so daran gewöhnt, nicht über den «Zustand» oder die Diagnose zu sprechen, dass es wie eine Befreiung ist, mich drüber auslassen zu können.

Ich würde zwar nicht sagen, dass ich froh bin, HIV-positiv geworden zu sein, aber manchmal kommt es mir vor wie eine Furcht einflößende bewusstseinserweiternde Droge, und ich denke, wenn ich die Erfahrung damit nicht gemacht hätte, würde mir als Mensch etwas fehlen. Wünschte nur, ich könnte es - wie andere vergleichbare Drogen - jetzt aufgeben.

Zumindest kriegst du eine andere Perspektive auf das LEBEN. Man investiert eher in ein paar gute Gedanken als in eine Rentenversicherung. Nicht unbedingt schlecht ... philosophisch gesehen.

Alternativkram: Manchmal versuche ich es mit Visualisierung. Nicht so 'n organisiertes Händchenhalten. Einfach nur das Monster rauswerfen aus den einzelnen

Organen und Körperteilen ... so wie Sigourney Weaver im Film schließlich das Alien aus sich rausschmeißt. Oh, wo wir gerade dabei sind ... Ich würde tatsächlich so gut wie alles probieren. Nur unter uns, Matt und *entre nous* und so ... ich habe im November angefangen, regelmäßig Anabolika zu nehmen. In den USA gibt es jede Menge Beweise dafür, dass der Aufbau von Muskelmasse helfen kann, den Beginn des Kräfteverfalls zu verzögern. Las den Artikel ... kaufte Nadeln und Zubehör ... Lege täglich mehr zu. He, ihr Brustkrebsmädels solltet eine Alternativbehandlung finden, die euch geil macht und außerdem noch toll aussehen lässt. Also, Ganzkörperglatze hört sich doch eigentlich auch ziemlich sexy an. Keine Schamhaarstoppeln.

Das andere Ding, das für dich schwieriger sein muss, ist die Familie usw. Ich halt ja meine Sache publicitymäßig hauptsächlich deswegen streng begrenzt, weil ich mir gar nicht vorstellen kann, wie ich mit Kummer, Gram, Lamentieren, Mitgefühl, Besorgnis und dem ganzen Scheiß umgehen sollte. Anders gesagt: mit den Reaktionen der anderen Leute. Was für ein beschissener Albtraum. Du hast ja keine andere Wahl, und ich muss sagen, um das Theater beneide ich dich nicht.

Liiiebe ... Jamie

E-Mail an Carrie, 12. Februar 1997

Liebe Carrie,
hier schwindet die Hoffnung, denn es sieht so aus, als hätte ich Knochenmetastasen. Noch sind nicht alle Tests gemacht worden (Röntgenaufnahmen gestern, Knochen-Szintigramm am Freitag), aber ich habe Schmerzen im Brustbein, was vermuten lässt, dass sich das Monster ausgebreitet hat. Also wurde die Strahlentherapie um eine Woche aufgeschoben, während sie herausfinden wollen, was los ist. Knochenkrebs wird ebenfalls mit Strahlentherapie behandelt, aber sie müssten das Bestrahlungsfeld ausweiten. Sie werden mich auch mit Tamoxifen bombardieren, eher früher als später.

Offensichtlich habe ich bionischen Brustkrebs – ich möchte, dass der Primärtumor nach meinem Tod gehenkt, gestreckt und geviertelt wird. Deswegen ist es gut, dass du im April rüberkommst – bei diesem Tempo werd ich's nicht mehr sehr lange machen. Justine ist weiterhin eine unwahrscheinliche Hilfe und Stütze – ihr hab ich's zu verdanken, dass ich jedes Mal mit demselben Arzt spreche (sexy Dr. Miles, der ist auch am wenigsten leutselig und am offensten). Im Marsden sagten sie so ziemlich dasselbe wie im Guy's, daher werd ich nicht wechseln.

Au Backe, Schweinehacke. Bin hoffentlich bald wieder etwas fröhlicher.

Liebe Liebe Liebe, R xxxx

E-Mail an India Knight, 13. Februar 1997

Liebe India,
Untersuchungsergebnisse am Dienstag, aber ich spüre in den Knochen (har har), dass sich was anbahnt. So süß von dir,

Geld anzubieten - willst du etwa deine
Kinder verkaufen? -, aber bis jetzt bin
ich mit meiner Behandlung vollauf zufrieden. Auch dein Angebot zu helfen - im
Augenblick versuche ich, so normal zu
leben, wie's irgendwie geht, aber ich
hoffe, du wirst mich mit Crack versorgen, wenn Nurofen nicht mehr wirkt.

Du bist nur ein sehr kleiner Elefant.
Wie geht's mit der Wahnsinnsdiät?

Liebe, R xx

E-Mail von Jamie, 13. Februar 1997

Ruth,
was, zum Teufel, hat dein Krebs vor? So
typisch für dich ... mit halben Sachen
gibst du dich nicht zufrieden. Du hast
keinen normalen kleinen Krebs; du hast
eine Terminator-Kampfmaschine.

Als man mir damals meine Diagnose
stellte, lautete die Prognose auf höchstens noch fünf Jahre. Ich lebte mit der
Bedrohung, die ständig von Arschlöcher-
ärzten wiederholt wurde, dass mein Ge-

sundheitszustand innerhalb von nur zwei Monaten von ganz gut in D-Day umschlagen könnte. Ich hab mich ständig mit Geschichten über Leute, deren Immunsystem über Nacht zusammenbrach, in die Schlaflosigkeit katapultiert. Zehn Jahre später habe ich das Glück, überhaupt noch am Leben zu sein. Ehrlich gesagt, es war eher die Angst, die mich aufrechterhalten hat, nicht irgendwelche Lebensziele. Nicht so sehr die Angst vor AIDS, sondern die Angst, dass ich selbst Schluss machen müsste, weil ich meinen Eltern ja nicht zumuten könnte, DARAN gestorben zu sein. In jenen Tagen war Selbstmord ungleich viel achtbarer als das große A. Schandasialand.

Letztes Jahr spürte ich unmissverständlich, dass der Wind umgeschlagen war ... die Krankheit erreichte eine neue «Da-ist-definitiv-was-im-Schwange»-Phase. Wie in dem grässlichen Augenblick, wenn du genau weißt, dass du eine Lebensmittelvergiftung hast, aber krank fühlst du dich noch nicht ... Nur so ein Geschmack im Mund ... Vorahnungskram.

Ich hab alldem die ganze Zeit einen positiven (ha ha) Anstrich gegeben. Aber als meine T-Zellen-Zahl auf 210 sank, wich sie nur noch um 10 (d. h. nicht signifikant) von der offiziellen Diagnose AIDS ab – im Gegensatz zu «nur» HIV-positiv. Ich habe leichte Beschwerden, von denen meine Ärzte sagen, dass sie HIV-verursacht sind ... Nebenhöhlenprobleme, plötzliche Diarrhöe-Anfälle. Keine großen Beulen im Gesicht à la Tom Hanks.

Hilft mir alles nicht, mir vorzustellen, was du im Augenblick empfinden musst. Ist doch was anderes zu erleben, wie sich am Horizont ein Unwetter zusammenbraut (und erst mal nur nass zu werden), als in Deckung rennen zu müssen, weil er schon da ist, der Dreckskerl von Hurrikan. Ich weiß tief in meinem Herzen nach so vielen Begräbnissen und sterbenden Freunden, dass ich wahrscheinlich auch bald sterbe (vielleicht noch weitere fünf Jahre, wenn ich viel Glück habe), aber ich hab noch immer genug Energie, mir einzureden, dass es nicht geschieht. Ich würde allen ins Gesicht spucken, die mir sagten: «He, vielleicht solltest du dich einfach damit auseinander setzen, dass dein Tod kurz bevorsteht.» Würdest du die nicht auch am liebsten augenblicklich von einem Bus platt gefahren sehen? Aber ich denke schon, dass ich in den vergangenen paar Jahren mein ganzes Leben darauf eingerichtet habe, dass es sich dem Ende nähert. Keine Hypotheken, keine finanziellen Verpflichtungen, bis vor kurzem kein Freund (wem sagt man es, wann, wie ... so viel besser, es unverbindlich zu belassen).

Ich wünschte, es bestünde irgendeine Möglichkeit, dass sie dir fünf Jahre geben könnten. Fünf Jahre sind eine so lange, lange Zeit. Wer braucht die Ewigkeit ... wenn dir die Zeit davonläuft, sind fünf Jahre schon eine ganze Ewigkeit.

Hör mal, tut mir Leid, wenn ich auf die Depri-Schiene geraten bin, aber, mein Gott, wenn einen der Tod nicht deprimieren darf, was zum Teufel dann sonst?

Massenhaft Liebe und PS: Ich hab all die gefährlichen Gefühlsklippen wie Kinder und Mutterschaft, Matt und Familie umschifft, denn ich wollte dich schonen. Wenn du willst, kannst du mich als den Typen in der Nachbarzelle sehen.

PPS. Leben danach ist schwer im Kommen. Erstaunlich, wie das unseren ganzen zynischen Reduktionismus ändert.

E-Mail von Carrie, 15. Februar 1997

Liebste R.,
was gibt's Neues aus der letzten Test-Runde? Hier raubt dein Knochen-Szintigramm uns den Schlaf, und zweifellos ist es bei dir da drüben nicht anders. Habe dein E-Mail fünfhundertmal gelesen und bin zu der Überzeugung gekommen, als du sie geschrieben hast, WUSSTEST du nicht, dass du Knochenprobleme hast, sondern hattest aufgrund deiner Brustbeinschmerzen nur den Verdacht. Bitte, lieber Gott, lass es so sein und lass die Untersuchungen bestätigt haben, dass es

nicht mehr ist als Muskelkater, weil du ewig 2 schwere Zwillinge gleichzeitig hochhebst.

  Weiß noch einen weiteren relativ unbedeutenden Grund, warum du nicht sterben darfst. Für 99% vom Glanz in meinem Leben bist du zuständig: Du bist der einzige Mensch, den ich kenne, der in Quacksalber-Wartezimmern mit königlichen Hoheiten verkehrt, dir steht Lippenslift besser als allen anderen, die ich kenne, und du hast längere Beine als alle Frauen außerhalb der Hochglanzmagazine. Du könntest noch immer Minirock tragen, während ich mich höchstens in Trainingshosen sehen lassen kann. Sehr sexy.

  Hoffe, dein Mann hat den Valentinstag nicht vergessen. Meiner hat's. Nur für den Fall, dass Matt es vergessen hat, was er sicherlich nicht tun würde: Ich jedenfalls liebe dich.   XXCXX

E-Mail an Jamie, 16. Februar 1997

Jamie, mein Schatz,
bis jetzt war der Brustkrebs ganz und gar nicht schmerzhaft (im Gegensatz zur beschissenen Behandlung), abgesehen von gelegentlicher Empfindlichkeit in der Tumorgegend. Aber da einfaches Nurofen (noch nicht mal Nurofen Plus!) Abhilfe schafft, reden wir nicht von schlimmen Schmerzen - nur so ein unterschwelliges Pochen. Das ist an diesem Wochenende auch zurückgegangen, also war die ganze Sache vielleicht falscher Alarm. Hoppla. Hätte den Dissoziationsknopf drücken müssen. Ergebnisse morgen.

Kann dir nicht sagen, warum/ob der K auf dem Vormarsch ist, und die spatzenhirnigen Onkologen können's ebenso wenig. Ein bärtiger, Yoga praktizierender Kathy Acker*-Anhänger würde sagen, er marschiert deswegen voran, weil die Chemo das Immunsystem schwächt, aber es

---

* Erläuterung der mit * gekennzeichneten Namen siehe Seite 268.

ist doch eh geschwächt, sonst hätte ich ja keinen Krebs.

Bei Gott, ich weiß, was du meinst, wenn du von Angst vor Gehirnerweichung sprichst. (Der typische Brustkrebs breitet sich auf Knochen, Leber, Lunge und – weniger oft – aufs Hirn aus.) Am Donnerstag fiel mir das Wort «opportunistisch» nicht ein, und ich bin in totale Panik geraten.

Ich kann mir nicht vorstellen, wie du hast überleben können, ohne jedem Hans und Franz von deiner Situation zu erzählen – brauchst du nicht Sympathie, Mitgefühl, Pralinen? Ich weiß, da hängt auch 'ne Menge Scheiß dran, z. B. endlose ultranervige Telefongespräche, in denen du deinen emotionalen und physiologischen Zustand in allen Einzelheiten schildern musst. Manchmal ist mir danach, folgende Ansage auf den Anrufbeantworter zu sprechen: «Hi. Ruth nimmt an, sie hat Metastasen in den Knochen. Glücklicherweise ist ihr heute (Sonntag) nicht ganz so weinerlich zumute. Danke für Ihren Anruf.»

Sollen wir einen albernen Film machen, den man nach unserem Tod auf BBC2 zeigen kann? Überbelichtet und schwarzweiß, damit wir toll aussehen, jede Menge Zeitlupen-Gerenne am Strand und Tom Cruise und Nicole Kidman, die unsere E-Mail-Korrespondenz rezitieren.

Bye!! R xxxxx

E-Mail von India, 18. Februar 1997

Liebste Ruth,
ich weiß es – Wendy hat es gestern J erzählt, und ich wollte dir noch abends eine so richtig rührselige Nachricht zukommen lassen, aber dann hab ich mir's anders überlegt – als wenn du nicht schon genug Deprimierendes zu hören bekommst. Andererseits scheint mir so ein Cybergetratsche auch nicht ganz passend. Wenn du einen Augenblick Zeit hast, erklär mir doch bitte – bestehen ÜBERHAUPT irgendwelche Chancen, dass Strahlentherapie usw. das alles verschwinden lässt? Was passiert jetzt? Wie hält sich Matt??

Ach, der arme Matt, ich kann es gar nicht ertragen – all ihr Armen.

Schreib oder ruf an, wenn du kannst. ZWING mich, was zu deiner Unterstützung zu tun, und wenn es nur Schokolade-Päckchen sind. Und bitte lass mich wissen, wie's geht – wenn du kannst.

Alles, ALLES Liebe (auch von Oscar) India xxx

Soll ich eine Messe für dich lesen lassen? Hat letztes Mal (für meine Oma) ein bisschen geholfen.

India xxx

E-Mail an India, 19. Februar 1997

Liebste India,
ich mag Cyberkrebs lieber als Telefonkrebs – macht mich nicht so anfällig für Heulen, Langeweile, Selbstmitleid usw. Die Statistik sagt, dass ich eine achtzehnprozentige Chance habe, noch mehr als fünf Jahre zu leben. Ich kann mir vorstellen, dass die Chancen, mehr als zehn Jahre zu überleben, sehr gering

sind. Fortgeschrittener Brustkrebs ist im Grunde unheilbar.

Klar ist das alles der totale Hirnfuck, aber ich glaube, der HIV/AIDS-Ansatz ist nicht schlecht, d. h. ich akzeptiere, dass ich eine letale Krankheit habe, dass ich das Pensionsalter nicht erreichen werde, und gehe dann mit positiver Einstellung daran, die Spanne und Qualität des Lebens zu maximieren, das mir noch bleibt. Das bedeutet, auf gesunde Lebensweise zu achten, orthodoxe und komplementäre Behandlungsweisen anzunehmen und Spaß zu haben. Bei Krebs geht es ständig um Angst, Heimlichtuerei und Euphemismen – palliative Behandlung, fortgeschrittene Krankheit – alles Euphemismen fürs Sterben. Onkologie ist der größte Euphemismus der Welt. Aber es gibt einen anderen Weg.

Du kannst mir helfen, indem du KEINE Schokolade schickst – ich wiege jetzt schon 70 Kilo, und Tamoxifen (orale Hormontherapie – als würdest du die Pille nehmen) kann auch bewirken, dass man zunimmt. Die Krebsdiät (nach Liz Tilbe-

ris*) hat bis jetzt noch nicht angeschlagen. Ja, stifte eine Kerze für mich – es ist schön, nicht vergessen zu werden. Matt gibt sich gleichmütig – Gott weiß, wie viel Angst und Kummer er verdrängen mag. Du kannst ihm helfen, indem du in Verbindung bleibst, dich erkundigst, wie's ihm geht – im Moment scheine nämlich ich alle Aufmerksamkeit gepachtet zu haben. Das gilt besonders für die Zeit nach meinem Tod. Du darfst auch bei meinem Begräbnis die Blumen arrangieren. (Ich liebe Wicken, also wird es hoffentlich im Sommer sein.) Kannst du so viel Ehrlichkeit überhaupt aushalten?
Liebe Liebe Liebe Ruth xxx

E-Mail von India, 19. Februar 1997

Liebste Ruth,
also, ich bin ja so froh, dass du dich nicht auf die Mavis-Riley* «Ich glaube, ich möchte jetzt einfach nur sterben»-Tour verlegt hast (würde ich tun). Du hast so Recht, was die Leute mit

AIDS/HIV betrifft – sie erstaunen mich immer wieder, und du tust es auch.

70 Kilo – also, da bist du ja die reinste Hungerleiderin. Komm und stell dich neben mich, dann siehst du aus wie im Profil. Meine Diät ist erst mal auf Eis – scheint so, als könnte ich entweder dick und glücklich sein und bei Evans einkaufen oder einen ganz normalen Körperumfang haben und so richtig fies verdrießlich und abscheulich sein. Was soll man da machen?

Welche Krebsdiät? Rohkost?

Meinst du, es hätte vielleicht Sinn, wenn du einen Heiler aufsuchen würdest? Meine Mutter kennt einen sehr guten namens Matthew Manning. Ich glaube nicht, dass er Wunder vollbringen kann, aber man hat doch irgendwie das Gefühl, dass eh nichts zu verlieren ist. WARUM ALSO NICHT ...

Lass die Cyberkrebs-Berichte nicht abreißen. Alles Liebe (auch an Matt).

PS. Gib Bescheid, ob wir uns treffen sollen (wir könnten unsere Laptops mitbringen, nebeneinander sitzen und drauf-

lostippen, um alle Rührseligkei-
ten/peinlichen Pausen zu überspielen).
  xxxx India

E-Mail an Jamie, 19. Februar 1997

Liebster Jamie,
reden wir nicht um den heißen Brei. Bringen wir's auf den Punkt. Blicken wir den
Tatsachen ins Auge. Und warten wir auf
mit allen weiteren verfügbaren Klischees: Ich habe Knochenmetastasen,
d. h. fortgeschrittenen Brustkrebs, d. h.
eine achtzehnprozentige Chance, länger
als fünf Jahre zu leben. Der Grund, warum
ich gern mit dir Krankheiten tauschen
würde, ist der: Bei Krebs geht es nur um
Angst und Euphemismen (siehe fortgeschritten, desgleichen «palliative Behandlung»). Warum nennen sie die Sache
nicht beim Namen: Du stirbst, Schwach-
kopf! Und was, verdammt nochmal, ist ein
«Onkologe»? Sie können nicht mal das
K-Wort in den Mund nehmen. Statt wegen
der Prozentzahlen in Angst zu geraten

(und die Chancen, zehn Jahre zu leben, sind wahrscheinlich nicht mal der Rede wert), warum sich nicht mit der Tatsache anfreunden, dass ich jung und schön (schön wär's) sterben werde, und dann positiv an die Zeit herangehen, die mir noch bleibt, sowohl möglichst gesund leben wie noch so viel Spaß haben, wie's geht. Das ist doch das HIV/AIDS-Paradigma, nicht wahr? Politik nennt man so was.

Wie geht's deinem Beschwörungsgejohle? Ich fand, der Artikel von Kathy Acker war ein typisches Bewusstseinsstrom-Gemurkse, mit dem sie niemanden für ihre Sache erwärmen dürfte – keine Beweise, nur ihre Erklärung: «Ich bin geheilt» – neun Monate nach der Diagnose, ohne objektive Einschätzung? Ja, genau, Kathy, wir sehen uns dann in fünf Jahren im Hospiz. Andererseits muss man eben auch geistig/seelisch überleben, und wenn sie es auf diese Weise fertig bringt, schön für sie. Fraglos würde sie wahrscheinlich nach massiver und scheußlich orthodoxer Behandlung auch sterben. (Wie ich.) Das Irrste ist die beidseitige Brustamputation aus Gründen der «Symmetrie». Prima, und dann möchte ich auch noch, dass Sie mir beide Beine amputieren. Klingt nach dem Film «Ein Z und zwei Nullen». Ich nehme an, die Amputation ist die Entfaltung ihres Interesses an Körperfetischismus: gestern Tätowierung, heute gepiercte Schamlippen, morgen Verstümmelung. Ich würde mich nicht wundern, wenn Orlan* was Ähnliches plant.

Du hast einen heldenhaften Liebsten verdient: Wie könnte jemand auch eine tödliche Krankheit – nein, das ist Krebsgerede, wie wär's mit HIV? – überleben, ohne einen zu haben? Ich finde, der Name Cameron ist cool. Hört sich an, als sei der Bursche perfekt. Kann er kochen? Ist er tierlieb? Fährt er auf «Emergency Room» ab?

Ich will unbedingt, dass unsere Korrespondenz posthum veröffentlicht wird. (Viel Geld für unsere Witwer.) Wie wär's mit: Das Tagebuch von Ruth und Jamie – «1997 kapselten sich zwei junge Leute [ich werde in meinen Nachrufen 29 sein] in Süd-London von der Welt ab, als ihre Körper der Invasion der Bösen Zellen zum Opfer fielen. Dies ist ihr bewegendes Tagebuch ... bla bla bla.»

Ich bin völlig deiner Meinung, dass man das Schlimmste erwarten sollte, weil man dann nur noch angenehm überrascht werden kann. Wappnete mich also mit Gleichmut, als ich mir von «Doktor Tod» die Ergebnisse telefonisch durchsagen ließ. Er hatte seine leutselige «Nun, meine liebe Ruth»-Stimme aufgesetzt. Hab zwar seither ein paar Tränen vergossen, finde mich jetzt aber mit der Unausweichlichkeit des Todes ab.

Hör nicht auf mit dem Chanting. Widersteh der Versuchung, total amimäßig rüberzukommen und allen deinen Freunden ein «Ich liebe dich» entgegenzuschmettern.

Deine Anne Frank

E-Mail an Carrie, 20. Februar 1997

Liebste Carrie,
BITTE versorg mich weiterhin mit allen möglichen Banalitäten: Nichts will ich weniger, als 23 (statt 22) Stunden am Tag mit Gedanken an Krebs zu verbringen. Ich will, dass das Leben so normal wie möglich weitergeht.

Ich habe am Dienstag mit der Strahlentherapie und mit Tamoxifen angefangen, und es gibt keine nennenswerten Nebenwirkungen, abgesehen von einer leichten Empfindlichkeit in der Brust. Es waren zehn harte Tage, seit ich die Schmerzen im Brustbein bemerkte und dann auf die Testergebnisse warten musste. Aber ich finde, ich habe emotional große Fortschritte gemacht, teilweise durch lange E-Mails von einem Freund, der HIV-positiv ist (wenn er auch mit diesem Zustand ziemlich hinterm Berg hält). Während man um Krebs eine Fassade aus Angst und Euphemismen errichtet, wird bei HIV und AIDS die Prognose (d. h. fast unausweichlich ein früher Tod) akzeptiert und sich dann darauf konzentriert, es positiv (kapiert?) zu sehen und die Qualität und Quantität der verbleibenden Zeitspanne zu maximieren – durch bestmögliche Behandlung, eine positive Einstellung, Lebensfreude usw.

Eine Möglichkeit der Auseinandersetzung ist das Leugnen, d. h. Sich-Einreden, dass man zu den wenigen zählt, die es schaffen. Ich hingegen habe das Gefühl, die Situation am besten zu bewältigen, indem ich akzeptiere, dass ich eine achtzehnprozentige Chance habe, noch fünf Jahre zu erleben, d. h., dass ich trotz all des euphemistischen Gequatsches von fortgeschrittenem Brustkrebs, Handhabung und palliativer Betreuung eher früher als später sterben werde – kann sein dies Jahr, kann sein in fünf Jahren, könnte sogar in zehn sein. Auf diese Weise verschwinden Angst und Schrecken vor neuen Symptomen. (Ich habe z. B. Schmerzen in der oberen Rückenpartie, was bedeutet, dass es sich auch dorthin ausgebreitet hat. Jetzt, da ich die Realität akzeptiere, ist das keine so große Katastrophe mehr.)

Dasselbe Gefühl hatte ich auch, was die Unfruchtbarkeit betraf – dass Hoffen und Beten um ein Baby einem Kraft raubt und ich dadurch, dass ich sagte: «Wir können keine Kinder haben», wieder die Kontrolle übernahm und einen Teil des Kummers loslassen konnte. Und natürlich, in dem Fall gab es dann ja auch ein Wunder – wir hatten wahrscheinlich eine achtzehnprozentige Chance, Lola und Joe zu produzieren, und vielleicht bleibt uns das Glück ja wohlgesonnen.

Ich weiß, dass das ganz und gar nicht deiner Auffassung entspricht, aber ich hoffe, du verstehst, warum ich im Moment so empfinde. Womit ich nicht sagen will, dass ich aufgegeben habe oder gar sterben will. Ich will die beste palliative (schauderhaftes, schauderhaftes Wort) Behandlung, und die ist ja heutzutage sehr gut, werde weiterhin all den verschrobenen Kram probieren, gesund essen, fit werden, es mir nett machen und für Lola und Joe so lange da sein, wie ich nur kann.

Mit diesen schwermütigen Worten mache

ich mich auf ins Krankenhaus. Weitere
Bagatellen in Kürze.

Lieb dich sehr. R xxx

E-Mail an India, 23. Februar 1997

Liebste India,
die Strahlentherapie ist bei weitem
nicht so schlimm wie die Chemo (bis
jetzt) - bin bisher nur müde und hab
leicht sonnenverbrannte Haut (was im
Laufe der Wochen jedoch schlimmer werden
wird). Hab das Matthew-Manning-Programm
nie gesehen, schreibe aber an jemanden,
der von einer Freundin empfohlen wurde -
meschugge, aber ich bin glücklich über
jeden Strohhalm.

X hinterließ letzte Woche eine Nachricht, und ich hatte keine Ahnung, wer
sie war. Tut mir Leid, aber ich habe
nicht die Absicht, mit ihr ins Wissenschaftsmuseum zu gehen, wie unhöflich
das auch klingen mag, denn ich bin's
leid, jedermanns Lieblingskrüppel zu
sein - du kannst dir nicht vorstellen,

wie viele Bekannte plötzlich deine besten Freunde sein wollen und meinen, sie hätten ein Anrecht darauf, regelmäßig und in allen Einzelheiten über deinen emotionalen/physiologischen Zustand informiert zu werden. «Aber Ruth, wie GEHT es dir?», fragen sie bedeutungsvoll. Spanner.

Du liebe Zeit, mich scheint die Wut gepackt zu haben.

Hab gestern mit einem amerikanischen Ehepaar zu Abend gegessen, das im schönsten Loft wohnt, den ich je gesehen hab, und das auch noch in Kentish Town. Leide unter heftigstem Immobilienneid. Aber die Miete beträgt 350 Pfund die WOCHE. Also kann ich getrost weiterträumen.

Liebe Liebe Liebe Dickwanst xxxx

E-Mail von Jamie, 25. Februar 1997

Liebste, liebste, liebste Ruth,
dachte, ich fang mal mit einem eher unbeschwerten Thema an: Beerdigungen.

Ich bin der sehr albernen, aber unerschütterlichen Überzeugung, dass ich nach meinem endgültigen Ableben in einem bestimmten Zustand umherschwebe und mir die Dinge anschaue. Das ist eine so klasse Vorstellung und so einleuchtend, dass ich mich anscheinend nicht davon trennen kann. Aber ich würde gern aus der Abflughalle direkt abheben und nicht über «Los» gehen oder gar Zeit mit einer Beerdigung verschwenden.

Echt nervend ist die Vorstellung, dass man für die Beerdigung nur eine begrenzte Zeit zugewiesen bekommt. Nichts da. Wenn die Leute darauf bestehen, eine für mich abzuhalten, dann möchte ich, dass sie die Dimension eines wagnerischen Epos hat. Tagelang. Das Bayreuth der Beerdigungen. Spezialeffekte, Balletttänzer, Fresskörbe, Apfelsinenverkäufer und Eis-Pausen. Man kann doch nicht ein jämmerliches kleines Scheißgedicht aussuchen, das ich nie wirklich mochte, von dem aber jemand denkt, dass es mir gefiel, und ein paar Zeilen Shakespeare, irgend 'ne saublöde Eloge halten, holprige Zeilen aus einem halb religiösen Text – und ich schrei dazu aus dem Sarg: «Nun macht hin, verdammt, und legt endlich die verdammten Platten auf.»

Vielleicht ist es clever, die Beerdigung übermäßig lange hinzuziehen. Sagen wir drei Tage mit Unterbringung im Hotel. Dann hassen dich die Leute am Ende so sehr, dass sie froh sind, dich endlich los zu sein. «Überhebliche Kuh! Für wen zum Teufel hielt die sich eigentlich?»

Nicht so ganz ernst gemeint. Wenn ich anfange dahinzusiechen, warum könnte ich nicht meine Beerdigung haben, bevor ich sterbe? Ich würde zu gerne dabei sein und mir die Grabreden anhören und anschließend die Gelegenheit wahrnehmen, ihnen allen persönlich zu danken. Dann würde ich mich davonmachen, um zu sterben, und versprechen, mein Handy auszuschalten.

Ist es nicht der absolute Hohn, feststellen zu müssen, dass etwas so Schönes und phantastisch Talentiertes und Einzigartiges wie ich oder du irgend so einem Klumpen in ihrer Funktion gestörter Plasmakügelchen oder Kalziumkonzentrate ausgeliefert ist? Zellen, Knochen, Seetangfetzen, die im Blut wabern. So nervtötend. Wie die Unterhaltung mit einem besonders dämlichen Bankangestellten.

Du hörtest dich nicht so kregel an wie gewohnt. Ich diagnostiziere einen ernsten Fall von Frischluftschock. Hörte, dass du mit J und L in Parks warst und so. Großer Fehler. Die ganze Natur. Elemente, Bäume, Erde ... Fäulnis. Alles «Carmina Burana»-Sterblichkeit. Muss dich ja marode machen, Liebes.

Ich verspreche, nächstes Mal von was anderem zu reden.

Massenweise Liebe

Jamie

E-Mail an India, 25. Februar 1997

Liebste India,
warum bist du nie in *Homes & Gardens* präsentiert worden? Oder vielleicht bist du es ja. Findest du es nicht auch wunder-

bar, wie die Journalisten lügen: «mattes» Rosa? Wie wär's mit schrillem Fuchsienrot? Und: «Sie hat vor, in sanften Eierschalen-Tönen umzugestalten.» Tatsächlich? Und wieso hat sie dann drei Jahre lang in unsanftem Pink gewohnt?

Die Strahlentherapie macht den ganzen Tagesablauf kaputt, denn die meisten meiner Termine sind um 11 oder 11 Uhr 30. An einem guten Tag (d. h. ohne Wartezeit) dauert die ganze Chose eine Stunde, einschließlich Fahrerei – an einem schlechten Tag (d. h., wenn es sich im Krankenhaus verzögert) zwei Stunden. Manchmal schlafe ich nachmittags, aber das kann auch davon kommen, dass ich nachts so schlecht schlafe, und hat vielleicht gar nichts mit der Strahlentherapie zu tun.

Hast du schon Philosophy Products versucht? (Zu haben bei Space NK.) Klasse. Kannst du deine Anti-Gesundheits-Kolumne nicht für Jeremys neue Beilage schreiben?

Ich hab gestern was total Wahnsinniges gemacht. Matt und ich fahren in zwei Wochen zu unserer ERSTEN NACHT OHNE DIE

KINDER ins Gravetye Manor in West Sussex, wo wir auch unsere Hochzeitsnacht verbracht haben. Ich schreibe darüber im *Observer*, also kriegen wir's umsonst. Und deswegen habe ich soeben 425 Pfund bei Agent Provocateur für Unterwäsche auf den Kopf gehauen (einschließlich eines Seidenunterrocks, unter dem mein Bauch verschwindet). Bescheuert, oder? Aber ich seh meistens aus wie 'ne Schlampe, und Matt wird total begeistert sein, und, scheiß der Hund drauf, ich sterbe. Du kannst die Sachen tragen, wenn ich den Löffel abgegeben habe.
Tschüs!
Von einem Fresssack.
PS. Hab gestern ein «Fuse» gekauft. Schwer enttäuscht – zu viel Waffel. Hab's lieber schokoladig. Hast du schon die neue limitierte Pfefferminz-Auflage von «Kit Kat» probiert? Lecker.

E-Mail von India, 25. Februar 1997

Liebste Ruth,
mein Gott, voller Eifersucht winde ich mich in meinem grauen Kolossal-BH und den gigantischen Oma-Schlüpfern. VIER-HUNDERT-UND-FÜNFUNDZWANZIG SCHEINE! Hölle und Asche. Aber was für eine Wonne. Bitte beschreib mir DETAILGETREU jedes einzelne Wäscheteil (pfui, ich hör mich ja an wie 'n Sittenstrolch). Es ist ein so herrlicher Laden, nicht? Als hoffnungslose Hausfrau richte ich mein Augenmerk lieber auf das Möbellager von AP. Mein einziger Besitz von AP ist ein Paar roter Satin-Pumps mit Federbesatz und Schwindel erregend hohen Absätzen – sehr sexy, doch seit wir zwei Kinder haben, nehmen wir eher Abstand vom PAARUNGSAKT, und die Wirkung wird von Cellu-Beinen und Drei-Tage-Stoppeln auch ziemlich versaut. Und der traurigen Tatsache, dass ich nicht mal auf den zwergigsten Absätzen laufen kann.

Ich würde deine Unterwäsche nur allzu gern haben, wenn du den Löffel abgegeben

hast, aber ich fürchte, du unterschätzt meinen gewaltigen Leibesumfang ganz erheblich. Vielleicht könnte ich deine Schlüpfer als Gedenk-Armbänder an meinen überdimensionalen Handgelenken tragen.
    Liebe & Küsse Fettfratze xxx

E-Mail von Carrie, 27. Februar 1997

Liebste R,
verzeih mein Schweigen. Einzige Entschuldigung sind grausige Zahnschmerzen, die ihren Höhepunkt vor zwanzig Minuten darin gefunden haben, dass ein faulender Weisheitszahn gezogen wurde. Die örtliche Betäubung wirkt noch, und daher nehme ich die Gelegenheit wahr, dir zu schreiben, bevor die Schmerzen einsetzen.
    Betr. früher Tod. Gefällt mir überhaupt nicht, an die reduzierten Überlebenschancen zu denken. Aber ich habe beschlossen, wenn du dich so heldenhaft der Wahrscheinlichkeit eines frühen Todes stellst, dann müssen es deine

Freunde auch tun. Du darfst mit deinen Gedanken an deine verkürzte Lebensspanne nicht allein gelassen werden, und es hilft nichts, wenn die Leute um dich herum so tun, als wüssten sie nicht, worauf du dich tatsächlich gefasst machen musst. Darum klammere ich mich nicht an die Theorie von einer Wunderheilung. Darüber hinaus hege ich in der Tat einige Phantasievorstellungen: 1. Du lebst noch so lange, bis eine wirkungsvolle, nebenwirkungsfreie Behandlung gefunden wird. 2. Sie haben sich wieder mal getäuscht, und man hat dir die ganze Zeit die Szintigramme/Untersuchungsergebnisse von jemandem anderen zugeschrieben (machen wir uns nichts vor, da ist so viel schief gelaufen, dass auch für so was die Chance bestehen müsste). 3. Das alles ist ein schrecklicher Albtraum, der sich beim Aufwachen in Luft auflösen wird. Aber ich weiß, das sind Phantasievorstellungen, und sie können nur vorübergehend trösten. Letztendlich machen sie dann alles nur noch schlimmer, wenn man aufhört, sich etwas vorzugaukeln, und in die Realität zurückkehrt. Ich bevorzuge optimistischere Zielvorstellungen, sagen wir z.B., die Kinder auf dem Gymnasium. Aber ich verstehe, warum du die Dinge in kleinen Schritten angehen musst. Wenn du das Gefühl haben möchtest, dass es weitergeht, ist es eine gute und leichter zu handhabende Strategie, sich erreichbare Ziele zu setzen.

Werde wieder schreiben, wenn die Zahnschmerzen nachlassen.

Alles Liebe Liebe Liebe xxCxx

E-Mail von India, 27. Februar 1997

Liebste Ruth,
nicht schlecht, Stirnkrebs. Du könntest aus jedem angenommenen Auftrag aussteigen, indem du behauptest, du hättest Daumenkrebs, Pokrebs (kannst nicht mehr sitzen und tippen), durch Krebs hervorgerufene Allergie gegen Papier ... Zumindest ist dein Krebs achtbar. Denk nur an die armen Leute, die, als wenn es nicht schon schlimm genug wäre, über-

haupt Krebs zu haben, sich mit so Sachen wie Analkrebs plagen müssen. Da wird doch jedes Mitleid, wenn man davon hört, gedämpft durch das plötzliche Bedürfnis, LAUTHALS loszulachen. Oder vielleicht bin ich auch nur eine grässliche, unsagbar gefühlsarme Person.

Hab nicht viel mitzuteilen, außer dass ein seltsamer Finne mir immerzu E-Mails schickt.

Alles Liebe xxx Porky (Hoffentlich bin ich dir nicht mit meinem unsensiblen A.loch-Krebs-Witz zu nahe getreten.)

E-Mail an Jamie, 4. März 1997

Knastbruder Jamie,
noch 25 Minuten, bis die Kleinen aus der Tagesstätte nach Hause kommen, daher Eil-E-Mail von deiner bösen, nachlässigen Freundin auf Körbchengröße Doppel-D. Hier hat's einen Absturz gegeben, und eine Woche lang sind weder Mails angekommen noch rausgegangen. Hoffe aber, diese geht raus.

War heute Nachmittag bei «Selbsthilfe»-Gruppe (würg – reichen Sie mir doch bitte mal die Biskuitrolle, meine Liebe) für Frauen mit fortgeschrittenem Brustkrebs, die sich einmal im Monat bei Tommy's trifft. Sah dem Ganzen mit Grauen entgegen – stellte mir einen Haufen trauriger alter Tanten vor, die Tee trinken. Stattdessen ein Haufen trauriger jüngerer Tanten, die Tee trinken. Und Schokoladenkekse essen (gute Qualität – so viel besser als der Knastfraß). Glaube trotzdem, dass ich dort die Jüngste war. (Lieg ich doch gleich wieder vorn.) Nur fünf Gefangene insgesamt, dazu zwei Wärterinnen, einschließlich GRUSELIGER Betreuungsschwester in Riesenkaftan mit Blumenmuster und Schlabberhosen, mit Nana-Miscouri (Rechtschreibung?)-Brille. Fashion victim, *moi*? Vorurteile, *moi*? Genau wie Alison Steadman in «Abigail's Party». Und dann ihre Art – total humorlos. Egal, mochte die anderen Frauen ganz gern. Eine von ihnen hat Zen-ähnlichen Bewusstseinszustand der Akzeptanz erreicht. Teilweise

auch schreckliche Zukunftsausblicke –
eine Frau, fünfzig, vor sieben Jahren
diagnostiziert, sprach von Schmerzlinderung und Hospizen, wofür ich – existenziell – absolut noch nicht bereit bin.
Trotzdem, dürfte interessant sein. Und
achtzehn Monate Verlängerung wert.

Hast du dich inzwischen geoutet? Wie
läuft die Arbeit? Wie war dein Virusload?

Ich bin ein Tiger. Ich bin ein Tiger.
(Selbsthilfe-Chant.) Argh. Sieben Minuten, bis die Kids nach Hause kommen, und
hab noch kein Abendessen gemacht.
Schreibe bald wieder.

Dicke Küsse. Brüll xxxx

E-Mail von India, 11. März 1997

Liebste Ruth,
das Problem mit deiner Krankheit ist,
dass ich mir, wenn ich nicht von dir
höre, Gedanken und Sorgen mache, was sicher völlig unnötig ist. Es muss dir wohl
ziemlich auf den Geist gehen, zu wissen,

dass die Leute denken: «Oh, oh, ob sie wohl okay ist», wenn du wahrscheinlich nur schwer beschäftigt bist und keinen Bock hast, E-Mails zu schreiben. Also unterstelle ich, dass du okay bist, und jammere stattdessen über mich selbst.

Ich glaube nicht, dass ich zur *Style*-Party gehen kann, denn ich bin einfach zu fett. Ehrlich, ich weiß nicht, WAS in den letzten beiden Tagen geschehen ist – meine Periode ist fällig, was auch nicht gerade hilft –, aber ich bin zu wahrlich unmenschlichen Proportionen AUFGEBLÄHT. UND ich hab nichts anzuziehen. Und, was das Allerschlimmste ist, ich war es dermaßen leid, so viele (ungefähr fünfzig) weiße Haare zu haben, dass ich sie blöderweise einfach gefärbt habe, und wie jeder Dämlack weiß, sollte man NIEMALS schwarzes Färbemittel nehmen, es sei denn, man möchte aussehen wie ein Grufti, aber ich war verzweifelt und pleite dazu und konnte nicht zu N. Clarke* gehen (außerdem würde ich da gar nicht auf den Stuhl passen, und das wäre peinlich). Und deswegen sehe ich jetzt wie ein fetter, korinthenäugiger, vielkinniger, ALTER, TRAGISCHER Grufti aus. SCHEISSE. Im Urlaub hatte ich noch so hübsche Haut, seh jetzt aber aus, als hätte ich lauter Furunkel im Gesicht und auch noch Cellulitis (der Wangen). Gestehe tiefste Niedergeschlagenheit ein. Und ich hatte gerade Krach mit Jeremy, der aufgrund seiner beruflichen Krisen zu dem wird, was Alan Clark* einen Total-Spastiker nennen würde.

Außerdem hasse ich mein Haus, das winzig & daher ständig unaufgeräumt und schmuddelig ist, und ich hasse meinen Garten, der nur noch ein riesiges Katzenklo ist. Außerdem ist Archie gegen einen Blumentopf gefallen und hat eine dicke Lippe, und ich könnte jedes Mal heulen vor Mitleid, wenn ich sein armes, geschwollenes kleines Gesicht sehe.

Erzürnt es dich, wenn andere Leute quengeln? Ich meine, wenigstens habe ich ja keinen Krebs. Ach, jammer, jammer, jammer.

In Liebe und allerfettigst, I

E-Mail an India, 13. März

Liebste India,
ja, ja, ich bin hier und E-Mail-mäßig verkrochen in der Cyber-Hundehütte. Die letzten beiden Tage hatte ich geradezu lächerlich viel zu tun. Am Donnerstag Strahlentherapie, dann Lunch mit meiner Schwester, dann Akupunktur bei Dr. «Großes Yin-Defizit» Lily, dann abends aus im geliebten Stokie, bei dir gleich um die Ecke – in einem nicht sonderlich netten Pub namens Rose & Crown an der Ecke Church Street –, um den 40. Geburtstag unseres Freundes Charlie zu feiern. Wäre fast vorbeigekommen, war aber schon nach 23 Uhr. Dann gestern nach Bayswater geradelt, um schnarchige australische Feministin zu interviewen, dann ins Guy's zur Behandlung geradelt, dann weitergeradelt zu Dickins & Jones zur «persönlichen Schönheitsberatung» im fabelhaften, fabelhaften Schönheitsstudio. (Warteliste: ein Jahr. Ist – glaube ich – der einzige Laden in London, der von den Kosmetikkonzernen unabhängig ist.) Habe

mich in einen schwulen Mann verwandelt, glaube ich, und 269 Pfund für Produkte ausgegeben (Beratung ist umsonst). Aber der Typ dort ist ein Zauberer (Name: John Gustafson, Amerikaner, tuntig, obwohl verheiratet mit zwei Kindern) und zauberhaft dazu. Ich wollte eine Minimal-Behandlung, die mich toll aussehen ließ, aber nicht, als ob ich Make-up tragen würde, und ich bin jetzt echt verliebt in meine Prescriptives-Feuchtigkeitscreme und «virtual skin». Ich bin eine Mode-Tussi. Abends war ich dann auf der Ausschusssitzung des Zwillings-Elternvereins – echt prickelnd – und kam mir noch überlegener vor als sonst. Ich weiß, ich bin im Grunde meines Herzens eine Puritanerin, also mache ich mich daran, meine innere MODE-TUSSI aufzuspüren, bevor ich sterbe.

Ich versuche, zur *Style*-Party zu kommen, sobald die Kinder im Bett sind, aber kann sein, dass ich schlappmache. Matt wird da sein, auf jeden Fall. Ich glaube nicht, dass du zu dick und hässlich bist, um hinzugehen - du siehst IMMER phantastisch gepflegt, chic, elegant und stilvoll aus, und ich komme mir deswegen umso mehr vor wie eine überalterte Studentin. Lass deinen Namen bei D & J auf die Warteliste schreiben - zu dick für Kosmetik kannst du jedenfalls nie sein.

Schlafe schlecht seit der Geburt der Kinder - neun Monate, in denen sie beide ständig aufwachten, und jetzt die Krankheit - ich glaube, ich reagiere nachts all meine unbewussten Sorgen ab. Ich neige zu sehr leichtem Schlaf, habe grässliche nächtliche Schweißausbrüche und wache früh auf. Die letzten paar Nächte war es allerdings besser, und es kann ja sein, dass die chinesischen Kräuter ihren Zweck erfüllen.

Bitte jammere weiter - ich hasse es, wenn die Leute sich nur über Krebs unterhalten können. Ich weiß haargenau, was du meinst, wenn du von zu kleinem Haus sprichst - egal, wie groß ein Haus ist, man schafft es immer, es randvoll zu stopfen. Aber dein Haus sieht doch immer so fabelhaft edel und sauber aus. Unseres ist wahrhaft abscheulich – vielleicht sollten wir eine Putzfrau anstellen. Immer so verflucht staubig. Wie groß hättest du dein Haus denn gern? Ich träume von drei Schlafzimmern und zwei Arbeitszimmern, d. h. also fünf Schlafzimmern. Vorstadt, wir kommen.

Ein Jammer mit dem scheußlichen Wetter. Ich bin gestern durch den St. James's Park und den Hyde Park geradelt und war hin und weg von den Krokussen, Osterglocken und Kirschblüten.

Bin versessen aufs Pret A Manger. Denke unentwegt daran. Vielleicht sollten wir irgendwann mal zum Lunch hingehen?

Liebe Liebe Liebe R xxx

E-Mail an India, 17. März 1997

Gesichtscreme-Suchtgefährtin,
warum wohnt J. Gustafson in Walthamstow? Verdient doch sicher ein Vermögen? Jedenfalls hat er ein mehrere hundert Pfund teures durchsichtiges Hemd getragen, als ich bei ihm war. Und warum ver-

heiratet, wenn er sich doch so obertuntig aufführt? Ich bin seit August auf der Warteliste, also kein Vordrängeln. Bin in zwei Wochen wieder angemeldet, um meine Augenbrauen modellieren zu lassen (Königin der Mode-Tussis). Erwähnte nichts von einer Rückkehr in die Staaten. Tatsächlich scheint das Studio eher erweitert zu werden. Du wirst nie wie die Mutter in einer Soßen-Werbung aussehen, selbst wenn du losgehen und für Maggi arbeiten würdest.

Räucherlachs de Luxe ist meine Wahl. Was ist dein Lieblingssandwich von Pret AM? Mag auch gern den Passion Cake und die echte Limonade. Wie laufen die aufregenden Vorschulaktivitäten? Bin Freitag mit den Kleinen im London Transport Museum gewesen, mit dem Bus. Die Busfahrt fanden sie klasse, aber ich glaube nicht, dass das Museum für Kleinkinder besonders toll ist (obwohl Joe mit größtem Vergnügen Busfahrer gespielt hat). Beide kriegen Eckzähne und sind meistens knatschig. Joe ist heute Morgen um fünf aufgewacht und wollte nicht wieder einschlafen.

Wie war dein Wochenende? Mir tut der Kopf weh – bin sicher, ich hab Schädelkrebs.

Liebe Liebe Liebe R xxx

E-Mail an India, 19. März 1997

India Schatz,
Hurra, Hurra, wieder ein Epos von dir. Ich hab's so satt, (a) gesundheitsorientierte E-Mails an einen Freund zu schreiben, der HIV-positiv ist, und (b) höchst emotionale E-Mails an eine Freundin zu schreiben, die in Vietnam ist.

Also ein Hurra aufs triviale, kuchenorientierte Jammern.

Mein Leben als Mode-Tussi geht weiter: Hab gestern ein Paar Leinenhosen (Gummizugbund) und ein Leinenhemd bei Hobbs gekauft (mein neuer Lieblingsladen, obwohl Jackett in Größe 44 zu eng war) und ein neues Paar Birkenstöcke (braun, drei Riemen). Was ist bloß in mich gefahren? Aber es ist eine so gute Therapie. Ich wünschte, der Sommer würde sich beeilen:

Im Winter weiß ich nie, welche Schuhe ich anziehen soll. Gleich danach hatte ich einen ausgedehnten, beschwipsten und höchst köstlichen Lunch mit Angela Lambert (hab mal mit ihr beim *Independent* zusammengearbeitet), einer wundervollen, theatralischen alten Scharteke, die in den Sechzigern alles mitgemacht hat – allein erziehende Mutter, uneheliche Tochter. Bertorelli's in Covent Garden ist mein neues allerliebstes Restaurant auf der ganzen Welt – mindestens so nett wie supertrendige Neppläden im Stil vom Oxo. Na, jedenfalls hatte sie gerade Matthew Manning interviewt, hält was von ihm und hat mir eine Audienz bei ihm verschafft: Weitere 50 Scheine zum Fenster rausgeschmissen (vielleicht sollte ich mir stattdessen noch ein Paar Hosen kaufen).

Für wen machst du das Interview mit Robbie Williams? S. aufregend.

Ich hab auch Augenhöhlenkrebs. Außerdem Herzkrebs (Herzrasen) und Lungenkrebs (außer Atem). Schwer paranoid bei jedem Schmerz und allen Wehwehchen, aber ich hab ein echt schlechtes Gefühl, was die Schmerzen im Schädel betrifft (haben sich ausgeweitet auf Augenbraue/Augenhöhle). Hab mir nochmal mein Knochen-Szintigramm angeschaut, das an der richtigen Stelle «heiß» aussah. Nicht dass einer von den beschissenen Ärzten es bemerken würde.

Habe Urlaub auf Mallorca gebucht: 91 Pfund hin und zurück, inklusive Steuer, Kinder frei. Wahrscheinlich so ein abgewracktes albanisches Charterflugzeug, das 48 Stunden braucht. Bin vom 12. bis zum 26. April weg. Kann's gar nicht abwarten.

R xxx

E-Mail von India, 20. März 1997

Liebste Ruth,
oh, welch ein Segen sind doch deine E-Mails.

Hab Robbie (so nennen ihn seine Freunde) für *Style* interviewt; bin leicht verknallt. Erwies sich als geschrumpft – Hurra! – und war ziemlich GESCHMEIDIG und knackig. Er hat mir ein paar scharfe Storys erzählt, die ich schreiben kann – Drogen bei Take That und wie er aus reiner Bosheit den anderen die Groupies ausgespannt hat, worüber ich reichlich lachen musste. (Ich bin mal mit jemandem namens Sam Markham ins Bett gegangen, nur um einer blöden Gans namens Lucy Watson eins auszuwischen, die zu mir sagte: «Du, ich fühl mich von deinem Körper irgendwie bedroht» – wie kotzbrockig kann man werden?? Schlimmer geht's wohl kaum, denk ich.)

Hatte tatsächlich einen ausgezeichneten Tag – Katzenscheiße-Killermaschine kam, hab klasse und außergewöhnlich fixe Putzfrau gefunden & plauderte dann mit Robbie und aß schließlich zwei Stücke Banoffi-Torte in einem Café in Notting Hill. So toll, wenn man WEISS, dass man ein echt gutes Interview gemacht hat – ist mir vorher nur einmal passiert, mit Chris Eubank*. S. attraktiver Knabe, muss ich sagen – er ist eine charmante Mischung aus Arroganz, chronischer Unsicherheit, höchster Sexiness und s. guten Witzen. Ziemlicher Schäker, aber da mach ich mir zweifellos was vor & wahrscheinlich hab ich ihn an seine Mutter erinnert (obwohl ich mich enorm aufgerüscht hatte, um Eindruck zu schinden).

Bist du sicher, dass die Schädel/Augenhöhlen-Probleme keine Nebenhöhlen-Sache sind?

91 Scheine: Absurd und verdächtig billig – trotzdem viel Spaß. Ich möchte zum fünften Hochzeitstag im Mai verreisen. Freue mich sehr über Konsum-Therapie & grandiose Abschüttelung einer vielleicht etwas puritanischen Ethik. Neidisch wegen der Birkenstöcke – ich QUETSCHE meine Füße in normale Schuhe und humpel unter Qualen einher. Wünschte mir daher, ich zählte zu den Mädels, die Manolos tragen können, was aber bedauerlicherweise unmöglich ist, weil Fußform perfekt quadratisch. Trage im Moment nur Adidas, die trotz peinlichster Fußhygiene hoffnungslos müffeln.

«ER» fängt gleich an, also mach ich Schluss. Kann's gar nicht abwarten ein-

zuschlafen, um dann von Robbie zu träumen.
 ALLES Liebe xxx India

E-Mail an Carrie, 23. März 1997

Liebe C,
hab ich dir schon von meinem neuen Leben als Tussi erzählt? Hab mich plötzlich auf Körperpflege verlegt – Make-up, Kleidung. War gestern zur Pediküre. Absurd, aber wirkungsvoller als Therapie.
 Werde bald wieder schreiben.
 Liebe Liebe Liebe R xxx

E-Mail an India, 3. April 1997

Liebe Rock-Maus,
bin echt bedient, denn nach WOCHEN des Gesülzes (im Guy's) und Nachbohrens (von mir) haben sie bestätigt, dass ich die ganze Zeit Recht hatte und es doch zu einer Knochen-«Beteiligung» (tolle Euphemismen für Krebs heutzutage) in mei-

nem Schädel gekommen ist. Ich habe obendrein – völlig ohne Beziehung dazu – einen «Infarkt» in meiner rechten Hemisphäre (Großhirnhälfte), d.h. totes Gewebe, das man nach einem Schlaganfall bekommt, sehr ungewöhnlich bei jungen Leuten. Also habe ich wohl neben meinem Brustkrebs auch noch irgendeine sonderbare neurologische Störung. Das alles heißt, nächste Woche muss ich pausenlos ins Krankenhaus, um die Strahlentherapie für den Kopf zu planen, wegen einer neuen Behandlung zum Knochenaufbau usw. Und ich werde mich im Krankenhaus verbarrikadieren, bis sie von mir ein Ganzkörper-Szintigramm machen, damit genau festgestellt werden kann, wie weit der Krebs sich ausgebreitet hat. Ich bin im Moment ständig außer Atem und mache mir Sorgen wegen meiner Lunge. Aber die sind von skandalöser Lässigkeit – würden lieber drauf warten, dass du stirbst, bevor sie eingreifen, statt dass sie dich aktiv behandeln. Das war von Anfang an ihre charakteristische Taktik. Ich wüsste gern – sind sie faul? Inkompetent? Oder wollen sie Geld sparen? Erwäge ernsthaft einen Krankenhauswechsel. Gleichzeitig muss ich endlose strapaziöse Komplementärbehandlungen dazwischenschieben plus Montag in aller Herrgottsfrühe nach Suffolk fahren, um von Matthew Manning «geheilt» (ha ha) zu werden.

Matt hat widerrechtlich deine E-Mails an mich gelesen. Ich fand ihn gestern Abend vergnügt am Computer sitzen. Er sagte, sie seien «witzig». Bitte tu dir keinen Zwang an, ihn zu beschimpfen.

Jeremy wird nach seinem scharfen Junggesellenurlaub in NY mit der Jammerei aufhören. Alle Männer hassen Häuslichkeit, meinst du nicht?

Gesicht sieht s. alt und wie Krepppapier aus, trotz Designer-Gesichtscreme.

Bei Lola kommt's oben und unten rausgeschossen – armes Häschen. Grausam, s. müde Mutter schickt sie trotzdem in die Krippe.

Liebe Grüße vom jämmerlichen Fettwanst
xxx

E-Mail an Carrie, 5. April 1997

Liebste C,
nach Wochen des Nachbohrens (durch mich) und des Gesülzes (im Guy's) stellt sich nun also raus, ich habe tatsächlich eine Schädel-«Beteiligung» (hübscher Euphemismus). Zudem haben sie einen Infarkt (totes Gewebe wie nach einem Schlaganfall) in meinem Gehirn entdeckt. Der Knochenspezialist sagt mir, das habe mit meinem Krebs nicht das Geringste zu tun. Also entweder (a) weiß er nicht, wovon er spricht, oder (b) ich habe auch noch eine unglaublich seltene neurologische Eigentümlichkeit. Vielleicht ist es besser, bis zum Tode nur noch dahinzuvegetieren, als unter Schmerzen bei klarem Bewusstsein zu sterben. Jedenfalls drohen weitere Scheißbehandlungen, aber erst mal knall ich die ganze Onkologieabteilung ab, um eine Kernspintomographie zu erzwingen, damit endlich festgestellt werden kann, was genau schief läuft und wo.

Bin gestern bei einem «Heil»-Kreis gewesen – peinlich traurige und verzweifelte Aktion. S. beunruhigt über Männer mit Bärten, feuchten Händen und ausgebeulten Hosen, kultmäßig, aber eine Menge blau getönter alter Damen und Normalos. Man sollte sich auf eine «mentale Reise» begeben, dabei Händchen halten und sich New-Age-Geklingel anhören, aber ich konnte nur Blähbauch denken. Montag habe ich eine Einzel-Session (muss um neun Uhr in Suffolk sein – Mom fährt mich). Zumindest leichter, als jeden Tag Hai-Knorpel zu futtern.

Krankheitsalbtraum der Kinder jetzt vorüber, obwohl sie beide noch schlimm husten und Joe Eckzähne bekommt und deswegen Qualen leidet. Außerdem habe ich, glaub ich, die Grippe. Was für eine Woche.

Muss los und die Kinder mit Ofenkartoffeln füttern. Schreib bald wieder.

Liebe R x

E-Mail an Carrie, 10. April 1997

Liebste Carrie,
danke für deine lange, liebe E-Mail, und verzeih bitte mein Schweigen. Mein ganzes Leben scheint sich nur noch um Krankheit zu drehen. Zum Beispiel diese Woche:

Montag: Fahrt nach Suffolk zum Heiler Matthew Manning. Dienstag: Termin bei Michael Baum (Chef der UCH-Krebsabteilung); Treffen der Brustkrebs-Gruppe im Guy's; Termin im Guy's. Mittwoch: Termin mit Komplementär-Heilpraktiker (biomagnetische Therapie). Donnerstag: frei. Freitag: Akupunktur.

Habe mich entschieden, nach dem Urlaub die Komplementär-Therapie auf eine Woche im Monat zu beschränken, damit das Leben weniger von Krankheit dominiert ist. Davon abgesehen werde ich einen Strahlentherapie-Kurs für meinen Kopf wahrnehmen müssen, der zunehmend schmerzt – von der Stirn zur Augenhöhle und zur Schädeldecke. Nehme also an, meine linken Augenwimpern, meine Augenbraue und die Haare links werden ausfallen, was für große Attraktivität sorgen wird, ganz zu schweigen von den Verbrennungen auf der Stirn.

Du hast absolut Recht: Wenn sie mich ernst genommen hätten, als ich das erste Mal von den Schmerzen im Kopf berichtete, hätte ich alles auf einen Schlag bombardieren lassen können. Sie haben nicht irgendwelche Ergebnisse zurückgehalten, sondern es hat eben Wochen gedauert, sie zu überzeugen, dass ich eine Computertomographie brauchte, weil die Röntgenstrahlen nicht empfindlich genug sind. Ich schätze, von jetzt an werden sie mich nicht mehr abwimmeln. Bin zum Beispiel für ein CT meines Brustkorbs eingeplant, um meine Lunge zu checken, denn ich krieg im Moment nur schwer Luft (was hoffentlich bloß eine Nachwirkung der Strahlentherapie ist). Aber nach Aussagen des Onkologen, den ich mag und respektiere, verlängert die aggressive, aktive Behandlung des Brustkrebses im fortgeschrittenen Stadium das Leben auch nicht mehr als der passive, symptomatische Ansatz, der hierzulande bevorzugt wird.

Das zu akzeptieren läuft der Intuition stark zuwider, und ich glaube, amerikanische Onkologen hätten ihre Einwände, aber ersterer Ansatz beeinträchtigt unbestritten die Lebensqualität: massenweise Untersuchungen und massenweise Behandlungen. Ich wünschte, sie hätten es mir früher gesagt. Ich habe das Gefühl, die liebe lange Zeit gegen die staatliche Krankenversicherung anzukämpfen – aber widerborstige Kühe leben zumindest länger. Ich habe darauf bestanden, dass der Neuro-Radiologe sich den Hirninfarkt anschaut, den sie in drei Monaten wieder scannen wollen, um zu sehen, ob er wächst.

Die jüngste Ausbreitung ist nur insofern eine schlechte Nachricht, als sie beweist, dass sich die Krankheit unerbittlich weiter ausdehnt, von Tamoxifen/Akupunktur/usw. bisher nicht eingedämmt. Und das bedeutet eben weitere verfluchte Behandlungen. Aber wir wussten ja eh, dass ich Knochenmetastasen habe, daher ist es keine so große Katastrophe. Die wirklich schlechte Nachricht kommt, wenn/falls die Metastasen die Leber erreichen. Ich habe nur gescherzt, was das Dahinvegetieren betrifft, aber allmählich möchte ich genau wissen, wie man an Brustkrebs stirbt. Wie ist dein Vater gestorben? Ich hoffe, es wird kein langsames Lungenversagen sein, sondern Tochtergeschwulste im Gehirn, die mich ins Koma fallen lassen. Ich kann noch immer nicht ganz glauben, dass ich sterben werde, und tief im Innern rechne ich mit einem Wunder. Du hast Recht, was die Schmerzlinderung betrifft, aber ich hege doch nach wie vor eine beharrliche Abneigung gegenüber solcher Medikation – mein Körper ist ein Tempel und all das. Aber machen wir uns nichts vor, der Tempel ist inzwischen ohnehin total entweiht.

Keine Angst vor dem Zusammentreffen mit der Elefantenfrau am 1. Mai (hoffe wirklich, du kannst kommen: Habe für 20 Uhr 30 einen Raum in einem Restaurant namens The Peasant in der St. Johns Street,

EC1, bestellt). Meine Haare sind kurz, aber nicht mehr dünn. Bin auch nicht völlig müde und verhärmt, denn die beste Therapie, die ich entdeckt habe, besteht darin, ein Vermögen für Designer-Gesichtscreme auszugeben.

Ich liebe dich, R xxxx

E-Mail an India, 11. April 1997

Liebste India,
danke für die Robbie-Story, die ich bedauerlicherweise nicht lesen kann, weil ich es nicht hinkriege, ein Textdokument runterzuladen. Also bleibt auch dein irrer Schlussabsatz ungelesen – sind Schlüsse nicht ätzend? Ich schleich mich immer irgendwie raus.

Hungerst du dich schon zu Tode? Wir haben diese Woche unser organisches Gemüse nicht geliefert bekommen (Urlaubsplanung), also ernähren wir uns von ekligen Kühlschrankresten wie z. B. Spaghetti mit Würstchen und Tomatensoße und kurz angebratenem Kohl (ohne Scheiß!).

Letzte Shopping-Nachricht: Habe 122 Pfund für Haarprodukte von Lazartigue ausgegeben. Hab, glaub ich, den Verstand verloren. Wenn mein Gepäck unterwegs nach Gatwick verschütt geht, kann ich Kosmetikartikel für eine Million Pfund abschreiben.

Fehlst mir. Ruth xxx

E-Mail von India, 24. April 1997

Liebste Ruth,
Hurra! Bist du wieder da? Die Korrespondenz mit dir hat mir fürchterlich gefehlt, daher diese uncoole Überfalls-Epistel. Hat es dir gefallen? Bist du braun? Mochten die Kleinen den Sand?

Viel hab ich nicht mitzuteilen. Kann's kaum abwarten zu wählen (& deinen Geburtstag zu feiern), habe aber noch keine Wahlbenachrichtigung bekommen, s. beunruhigend, da ich so gern Diane Abbott* ans Ruder bringen möchte. Das Einzige, was seit deiner Abreise geschehen ist: Ich bin noch BALLONMÄSSIGER aufgegangen, ernähre mich seit einer Woche ausschließlich von Tarte au citron (Fress-Test für eine Zeitschrift), da kein Etat für anständige Lebensmittel da ist.

Oscar hat mit der Schule angefangen und liebt sie, Gott sei Dank. Seine Lehrerin ist wie Miss Honey in «Matilda».

Boy George ist in die Schlagzeilen geraten, da er von einem gewissen Kirk Brandon von einer Band namens Spear of Destiny verklagt wurde, weil er behauptet hatte, die beiden hätten vor vielen Monden mal Sex gehabt. Höchst seltsamerweise rief Susannah in extrem exaltiertem Zustand an & sagte: «Na ja, du dürftest ja alles über Sex mit Kirk wissen.» Und es stellt sich raus, dass ich und Kirk es ANSCHEINEND, so will es zumindest ihr Elefantengedächtnis wissen, mal getrieben haben. Echt eigenartig ist jedoch, dass ich ABSOLUT nicht die geringste Erinnerung daran habe. Sie schwört, es stimmt, & sagt, sie war während der einleitenden Knutsch-Phase im selben Raum. Ist es aber nicht komisch, dass ich so was vergessen haben sollte?

Sicher würde ich mich doch ein bisschen erinnern? Ich bin überzeugt, sie irrt sich. Jetzt mache ich mir große Sorgen, wen ich wohl sonst noch unbedachterweise geknutscht haben mag – Michael Winner? *Robin Cook?*

Mit Robbie jedoch nicht geknutscht. Sehr tragische Geschichte. Hab allmählich den Verdacht, dass er mich AN DER NASE RUMGEFÜHRT HAT, damit ich eine positive Geschichte schreibe. Wie grausam. Oder vielleicht war ihm die Vorstellung von 2 fetten Leuten peinlich, die frohgemut gemeinsam durch die Gegend tollen, Torte essen und nicht auf die Sitze passen. Denn ich muss sagen, ich bin so fett, dass es mich selbst schockiert. Seh aus, als bestünde ich aus halb durchgebackenem (d. h. beigegrauem) Hefeteig.

Schreib zurück, so schnell du kannst. Die Lage an der Cyber-Front war sehr düster – bekomme ständig Junk-E-Mail & keine unterhaltsamen Briefe. Die Leute sind ja allesamt so langweilig.

Was wünschst du dir denn zum Geburtstag (krieg morgen Geld)?

ALLES Liebe, ich bin froh, dass du wieder da bist, & Liebe auch an M & J & L xxx
India

E-Mail an India, 8. Mai 1997

Liebste India,
halt die Titelseite offen. Dienstag fanden wir heraus, dass das «Leiden» (TV-Euphemismus) sich auf meine Leber und Lunge ausgebreitet hat. Man hat mir gesagt, ich hätte nur noch wenige Monate zu leben. Fange morgen einen weiteren Chemotherapie-Kurs an, der mir vielleicht noch ein paar zusätzlich Monate verschafft. Höchste Zeit für dich, eine neue Patentante zu suchen.

Ich kann nicht GLAUBEN, dass Jeremy die Torys gewählt hat. Du musst dich von ihm scheiden lassen, wenn er nicht Abbitte leistet.

Liebe, Ruth xx

E-Mail an Jamie, 28. Mai 1997

Jamie, mein Schatz,
musst du tatsächlich eins deiner Medikamente mit Grapefruit nehmen? Klingt mir gefährlich komplementär. Wohlgemerkt – im Guy's pumpen sie mich voll mit Eibennadeln.

Hast du schon deine Wohnung gekauft? Ist toll, ein Krüppel zu sein. Ich warte auf meinen Autoaufkleber für Behinderte (so chic), kostenlose Putzfrau und 50 Scheine die Woche Lebens-(alias Sterbens-)unterhalt-Zuschuss für Behinderte.

«Ruth: Der Film» wäre super. Vielleicht solltest du ihn machen, nachdem ich abgenippelt bin, sonst können die Leute nicht so schön Emotionen heucheln. Dann kannst du ihn bei meinem Begräbnis vorführen, Oscar-Moore-mäßig. Von Freunden, die in Vietnam leben und in Singapur die modernsten elektronische Geräte kaufen, haben wir eine Hi-8-Sony-Videokamera geborgt, damit die Kinder später mal wissen, wie ich aussah (müde und verkrampft).

Hatte gestern einen grässlichen Nachmittag im Schreibwarenladen. Musste weinen, als ich nach «Andenkenkästchen» für die Kids suchte, in denen sie Briefe, Fotos und dergleichen aufheben können. Hab den ganzen Nachmittag geschlafen, bin aber erstaunlicherweise nicht mit verquollenen Augen aufgewacht.

Heute Abend «ER». Das gibt dem Leben doch einen Sinn.

Liebe Liebe Liebe R xxxxx

E-Mail von India, 5. Juni 1997

Liebste Ruth,
bist du tatsächlich IM Krankenhaus? Oder zu Hause? Ach, Scheiß.

Ich kann dir nicht jeden Tag weinerliche «Warum, ach, warum nur?»-Episteln schicken, und daher werde ich auf die ganz normale Tour weitermachen, und wenn ich dich damit bis zum Abwinken anöde, dann bitte schreib und sag's mir. Ich denke, jetzt kannst du dich bedenkenlos der «Ich hab dich noch nie gemocht und außerdem riechst du, als hättest du dich angepinkelt»-Freunde-Verschreck-Fraktion anschließen.

Hab in der Zeitung über Fat Robbie Williams gelesen, der anscheinend auf Alk-Entzug in der Anstalt ist. Und wenn ich mir die Fotos anschaue, auf denen er aussieht wie ein Teigklumpen, frage ich mich wirklich, wie ich mir zungenlose Knutschereien in Londoner Top-Hotels habe ausmalen können. (Glücklicherweise hat Jeremy seinen Verstand wieder gefunden, und wir gehen Ende des Monats auf einen Liebes-Trip nach Marokko – seit 5 Jahren das 1. Mal ohne die Kids.)

Ich will ja nicht immerzu nur gruselige Fragen stellen, aber musst du nun deine letzten Tage in einem Krankenhausbett fristen, oder darfst du nach Hause? Glaubst du an Gott? (Ist okay, werd dir keine neu christlichen «Fröhlichen Gedanken zum Tage» schicken, obwohl's doch ein ziemlich guter Witz wäre, das so richtig feierlich zu zelebrieren, hm? Oder bei dir zu Hause vorbeischauen mit der Gitarre & «Kumbayah» singen und dich dabei tränenden Auges anstarren.)

Oscar, der Teufel, ist aus der Schule zurück, und ich muss ihm zu futtern geben.

ALLES Liebe, India xxx

E-Mail an India, 10. Juni 1997

Liebste India,
eine Million Bitten um Verzeihung für mein Schweigen. Ich bin (noch mehr) zu einer verbitterten, wütenden, missgünstigen, depressiven alten Kuh geworden, die sich nicht mal aufraffen kann, ihre E-Mails zu lesen. Denke, ich sollte anfangen, Anti-Depressiva zu nehmen. Trotzdem, bitte schick mir weiterhin deine E-Mails, die einzig guten, die ich bekomme (außer denen von Jamie). Alle anderen verkünden: «Hatte ein herrliches Wochenende in Devon!»

Ich bin ganz und gar nicht im Krankenhaus, außer an meinen Chemotherapie-Tagen (einmal alle drei Wochen). Ich fühl mich ganz gut, bis auf Müdigkeit und Niedergeschlagenheit, und sowohl Matthew

Manning (bei dem ich gestern war) wie mein chinesischer Arzt sagen, dass es viel besser um mich steht. Nach der nächsten Chemotherapie wird wieder eine Szintigraphie gemacht, und dann werden wir herausfinden, was wirklich abläuft. Wenn sie anschlägt, mache ich weiter mit der Chemotherapie und erreiche vielleicht eine einjährige Remission, wenn nicht, heißt es noch in diesem Jahr Vorhang, was ich im Grunde nicht glauben kann, da ich keine Schmerzen habe/kein Gewicht verliere usw. usw. Daher auch kein Verjubeln aller Ersparnisse auf einer Weltreise, denn ich glaube, ich hab mich aufs Leugnen verlegt.

Leider gehöre ich zu Londons Spitzenatheisten, aber Totenbett-Übertritt zum Judentum ist noch nicht ausgeschlossen. Sollte mir wohl möglich sein, von daheim aus die Reise in die Andere Welt anzutreten, auf attraktive Weise an Tröpfe, Sauerstoffgerät usw. angeschlossen und eingerahmt von den Kindern, die links und rechts vom Bett traurig, aber wunderschön posieren, und ich habe (endlich) schicke zwanzig Kilo abgenommen. Versuche zwar, Beerdigung zu planen, ist aber schlimmer als Hochzeit, was das Wo und Wie betrifft. Denke im Augenblick daran, Asche auf malerischem Kirchhof bei Steyning begraben zu lassen, damit Kinder Ort haben, den sie besuchen können.

John Gustafson ist der netteste Mann der Welt – hat mir eine ganze Ladung kostenloser Kosmetika geschickt. Aber warum lebt er in einer Etagenwohnung in Walthamstow? Sehr bedenklich. Vielleicht gibt er sein ganzes Geld für Kleidung aus, nach Art der Arbeiterklasse.

«Ein Opfer des Konsumterrors schreibt» aus Krankheitsgründen in den Ruhestand getreten, komme aber wieder als «Ein Krebs-Opfer jammert». Das wird interessant.

Habe dir noch gar nicht angemessen für prima Badesachen zum Geburtstag gedankt – leider haben sexy Öle Liebesleben nicht nach vorn gebracht, Vanille-Lippenbalsam aber mein neuer bester Freund.

Hasse mein Haar: buschig, stumpfbraun und will absolut nicht auswachsen.

Hast du «Schokolade zum Frühstück» gelesen? Brillant.
Alles Liebe von einer fetten quengelnden Muhkuh xxx

E-Mail von India, 13. Juni 1997

Liebste Ruth,
wir haben uns gestern Abend riesiges Haus im himmlischen Vicky Park angesehen & beschlossen, dass wir KEINESFALLS umziehen. Diesen Sonntag ist Stokie Summer Festival – willst du nicht kommen? Massenhaft Spaßmacher für Kinder, Hüpfburgen im Park usw. und viele Hunde an der Leine und Lesben dazu, Hurra.
Lunch am Mi wär wunderbar. Oberhärte, muss ich sagen, Krebs haben & fett sein. Aber vielleicht schwindelst du ja – als ich dich gesehn hab, sahst du s. schlank aus. Wohin sollen wir gehen? Darfst du trinken, oder gefährdet das deine Behandlung? Mir ist echt danach, mich im Sonnenschein voll laufen zu lassen. Soll ich irgendwo reservieren & welche Ecke

würdest du vorziehen? Vielleicht Momo? Sag mir pronto Bescheid, sonst kriegen wir keinen Platz mehr.

Ich hab mich bereit erklärt, für *Style* einen einwöchigen «Fasten-Marsch» mitzumachen. Du marschierst fünfzehn Meilen am Tag und lebst nur von Fruchtsaft, Wasser & Kräutertee. Nicht nur das, obendrein findet er in DEUTSCHLAND statt. Der reine Horror. Zweifellos werde ich zusammenbrechen, ins Delirium fallen und «Tomorrow Belongs To Me» zu singen anfangen, während ich wie besessen in deutsche Waden beiße, weil ich irrtümlicherweise annehme, sie bestünden aus Wurst.

Ich habe das genialste Sommerkleid bei M&S gefunden, Ghost-Stil mit Rüschen.

Alles Liebe, India xxx

Observer Life, 22. Juni 1997

Du bist zweiunddreißig, wiegst zehn Kilo zu viel, kriegst Depressionen wegen der Flecken auf dem Sofa und bist nie über deine Schweinsäuglein weggekommen, aber sonst ist das Leben eigentlich ganz prima: Du hast einen Ehemann, der Pasta nera zubereiten kann und noch alle Haare auf dem Kopf hat, deine einjährigen Zwillinge schlafen nachts durch, und was deine Karriere betrifft – nun, könnte sein, dass du nächste Woche ein Interview mit George Clooney machst.

Und dieser Knoten in deiner linken Brust, der dir auffiel, als du letzten Sommer mit dem Stillen aufgehört hast? In der Pasta nera / Clooney-Ordnung aller Dinge würde man im Krankenhaus lächelnd sagen, es bestehe kein Grund zur Besorgnis, denn es handele sich nur um das harmlose fibröse Adenom, das doch schon 1994 entdeckt worden sei. Aber das hier ist die fette, fleckige, schweinsäugige Parallelwelt der Krankheiten, und dein Knoten ist, leider muss ich es sagen, in Wirklichkeit Krebs. Oder sollten wir lieber sagen: Deine Knoten, denn, hoppla, das hat sich nämlich ausgebreitet bis zu den Lymphknoten unter deinem Arm und in deinem Hals, was bedeutet, es handelt sich um Krebs im dritten Stadium und dir bleibt nur eine 50:50-Chance, die kommenden fünf Jahre zu überleben.

Wie zu erwarten, macht die Diagnose aus dir eine griesgrämige, verbitterte, missgünstige alte Kuh. Nachdem du aus dem weiteren Bekanntenkreis jetzt schon zum vierten Mal vom Brustkrebs irgendeiner Tante gehört hast, stellst du fest, dass sich dein Mitleid für Frauen, die diese Krankheit nach den Wechseljahren bekommen, in Grenzen hält. Die Fünfzig zu erleben ist doch kein schlechter Schnitt, besonders nicht, wenn man die Kinder großgezogen hat. Du ärgerst dich immer mehr darüber, wie viel Geld in die AIDS-Forschung gepumpt wird, und beginnst zu klagen, dass deiner Krankheit der Glamour fehlt. (AIDS = hübsche Männer, die jung sterben. Brustkrebs = alte Damen mit Perücken.) Dem Nächsten, der dir mit dem Rat kommt, homöopathischen Frosch-Urin zu trinken, rammst du eine nichtbiologisch / organische Karotte in den Hintern. Und alle Aufrufe zur Rettung der Seepferdchen wandern direkt in den Papierkorb.

Seltsamerweise will aber bei all diesem Zorn die Clooney-närrische Berufsoptimistin in dir einfach nicht klein beigeben. Okay, der Krebs hat also das Lymphsystem befallen, aber weil jeder Eingriff inzwischen sinnlos wäre, musst du dir wenigstens keine Amputation antun lassen, um fünf Jahre später trotzdem und dann auch noch ohne Brüste zu sterben. Na schön, die Chemotherapie bedeutet, dass du jeden Morgen deine Haare vom Kopfkissen absaugen kannst, aber hat dich notgedrungen dazu gebracht, es mal mit einem Kurzhaarschnitt zu probieren – würdest du weniger als 65 Kilo wiegen, könnte man dich, fabelhaft wie du aussiehst, leicht mit Jean Seberg verwechseln. Und es ist zwar nicht ganz dasselbe wie Trennkost, aber vielleicht hilft dir die Chemotherapie sogar beim Abnehmen.

Dann im Februar, als die Krankheit in deine Knochen vorgedrungen ist, sagt dir dein Onkologe, dies sei die «beste» Ausbreitungsform des Krebses, denn das Skelett sei ja kein lebenswichtiges Organ, und so könntest du noch jahrelang damit leben. Außerdem, gegen eventuelle Scheidung gibt es kein besseres Mittel als eine unheilbare Krankheit. Und auch wenn du deine

Kleinen nicht groß werden siehst, war es immer noch besser, ein halbes Leben mit wundervollen Kindern gehabt zu haben als ein ganzes ohne sie.

Im Mai schließlich, sieben Monate nach der ursprünglichen Diagnose und fünf Tage nach deinem 33. Geburtstag, erfährst du, dass die Krankheit Leber und Lunge erfasst hat. Jäh findest du dich in der trostlos euphemistischen Welt rein palliativer Betreuung wieder. Die Berufsoptimistin begeht Selbstmord. Dein schicker Kurzhaarschnitt wird zur Klobürste. Du bist so miesepetrig und deprimiert, dass dir der Gedanke kommt, deine Kinder wären ohne dich besser dran, und das lieber früher als später. Du siehst dir nicht mal mehr «Emergency Room» an.

Dennoch: Es ist nicht vorbei, bevor die Dickmadam dünn ist. Oder bevor ihre Leber sich abmeldet. Oder sonst was. Von dieser Perücke werdet ihr noch hören.

Leserbrief, 22. Juni 1997

Liebe Ruth,
ich bin heute Morgen aufgewacht, gerädert wie gewöhnlich, zu lange Nacht letzte Nacht, verschlimmert durch siebenjährigen Sohn, der nach einem Albtraum gegen 2 Uhr in unser Schlafzimmer kam. Strömender Regen, ich hatte meine Tage gekriegt und machte mich auf einen typisch trostlosen Sonntag gefasst. Dann nahm ich das *Life*-Magazin des *Observer* zur Hand und fing, vom Bild zweier hübscher Kinder, eines glücklich lächelnden Ehepaars und der tragischen Geschichte einer Krebs-Erkrankung animiert, zu lesen an. Mein Schock und Schrecken, dass SIE es waren, die Krebs hatte, und dass es WIRKLICH ernst war und kein Scherz, machten mich sprachlos (und wiesen Regen, Schlaflosigkeit, Tage usw. in die Schranken). Ich lese Ihre geistreichen, warmherzigen und intelligenten Artikel seit ewigen Zeiten. Ich habe den Morast von Zeitungspapier, der jeden Sonntag auf unserer Fußmatte landet, immer ganz bewusst nach «Ruth Picardie» durchforstet. Allmählich sind Sie mir ans Herz gewachsen, und wenn ich von Ihrer Plackerei mit Ba-

bys, schlaflosen Nächten, Kinderbetreuung und Termindruck las, sah ich in Ihnen die Schwester, die ich nie hatte. Es ist Ihnen gelungen, die berufstätige Mutter als reale Person darzustellen, nicht als Superweib, aber immer als kompetent. Ich bin entsetzt, dass Sie eine so fürchterliche Krankheit haben. Sie sind viel zu jung und viel zu nett, als dass Ihnen so etwas zustoßen dürfte. Es gibt nichts, was ich tun könnte, um zu helfen, aber in Gedanken werde ich oft bei Ihnen und Ihrer Familie sein, und ich wünsche Ihnen alles Gute für die Lebensspanne, die Ihnen noch bleibt. (Ich werde außerdem um ein Wunder beten.)
 Alles Liebe   Jenny Fanshawe

Leserbrief, 23. Juni 1997

Liebe Ruth Picardie,
ich habe im gestrigen *Observer* Ihren Artikel gelesen. Ich habe auch schon andere Sachen von Ihnen gelesen, obwohl ich mich im Augenblick nicht erinnern kann, worum es dabei ging. Aber gestern bin ich in Tränen ausgebrochen. Ich weiß nicht, was ich sagen soll, und wahrschein-

lich sage ich was Falsches. Ich weiß nur, dass es mir wichtig erscheint, etwas zu sagen und Sie wissen zu lassen, dass ich wünschte, ich könnte etwas tun, könnte auf irgendeine Weise helfen, das, was Ihnen geschieht, ein wenig erträglicher zu machen. Als ich las, was Sie schrieben, war mein spontaner Gedanke – was für eine erstaunliche Frau.

Ich habe gerade die Strahlentherapie wegen Krebs beendet, nach einer vorausgegangenen Hysterektomie. Ich soll glauben, wenn ich mich davon erst erholt habe, wird alles okay sein, aber wer weiß – das Leben erscheint mir inzwischen reichlich ungewiss. Ich werde morgen 52, und ich habe zwei erwachsene Kinder von 33 und 30. Irgendwie dachte ich, gut, wenn ich schon nicht überlebe, die Kids sind wenigstens erwachsen – aber, halt mal, ich habe doch noch keine Enkelkinder, und das würde bedeuten, ich lerne sie nie kennen. Aus Ihrer Perspektive mit 33 Jahren mag 52 vielleicht als kein schlechter Schnitt erscheinen, und in gewisser Weise ist es das auch nicht, aber das Problem ist, wenn man dies Alter erreicht hat, dann scheint es unfair, nicht seine rechtmäßigen 70 Jahre erleben zu dürfen, und, he, was ist denn mit all den

104-Jährigen, von denen wir immer wieder lesen? Außerdem war ich noch nicht in den Wechseljahren (zumindest nicht sehr), und jetzt, gebärmutterlos und eierstocklos, bin ich kopfüber reingerasselt.

Was Sie schreiben, fängt irgendwie die totale Unwirklichkeit Ihrer Situation ein: Da sind Sie all dem ausgesetzt, was in Ihrem Körper vor sich geht, aber gleichzeitig fahren Sie fort, die gewohnten alltäglichen Dinge zu tun, und dann schreiben Sie auch noch darüber, guter Gott. Woher nehmen Sie die Kraft? Da bricht durch, was für ein Mensch Sie sind, voller Leidenschaft, Humor, Liebe und Mut, obwohl Sie oder wahrscheinlich gerade weil Sie auch in der Lage sind einzugestehen, «verdrießlich, verbittert, missgünstig und depressiv» zu sein – und sehr wütend obendrein, möchte ich mal annehmen, über das, was Ihnen geschehen ist, und auch über das Ungleichgewicht an Interesse und Bereitstellung von Geldern zwischen der AIDS-Forschung und -Versorgung einerseits und den Krebskrankheiten bei Frauen andererseits.

Ich hoffe, um Sie herum gibt es Menschen, von denen Sie geliebt werden, die Ihnen Halt bieten können, die Ihre feindseligen und verzweifelten Gefühle aushalten und die schließlich auch bei Ihnen sind, wenn sich – gegen alle Wahrscheinlichkeit – ein ganz klein wenig Freude einschleichen sollte.

Ich sende Ihnen und Ihrer Familie herzliche Grüße und freue mich darauf, durch den *Observer* mit Ihnen in Kontakt zu bleiben.

Susan Davis
Brighton

Observer Life, 29. Juni 1997

Ich habe Sozialarbeiter stets für im Grunde ihres Herzens anständige Kerle gehalten, zu Unrecht gescholten als lästige, bärtige Weltverbesserer, die sich überall einmischen und Familien ruinieren. Aber seit kurzem – nach ihrem unrühmlich-rühmlichen Einsatz bei der Kindesmissbrauchs-Affäre in Cleveland – hatte ich angefangen, sie für aufopferungsvolle Superhelden zu halten, übertroffen nur noch von Gesamtschullehrern.

Das hielt an bis letzte Woche, als ich meinen eigenen zugewiesen bekam. Die Information des lokalen Sozialdienstes, dass mein «Betreuungsbedarf» von einem Mitglied des Behindertenteams beurteilt werden würde, brachte mich vielleicht nicht gerade zur Weißglut, aber vor Wut blieb mir doch die Luft weg, und Kopfschmerzen bekam ich auch. Wie konnten sie es *wagen*! Wie konnte es irgend so eine *fremde* Person wagen, in mein Haus zu platzen, herumzuschnüffeln und dann – nach denkbar oberflächlichster Bekanntschaft – ihr Urteil abzugeben, ob ich krank genug bin, um Anspruch auf eine aus öffentlichen Mitteln finanzierte Putzhilfe zu haben? Ist es das, was Journalisten ständig tun? Nein. Ich war die schikanierte Hauptperson einer Dokumentation von Channel 4; die Heldin in einem Ken-Loach-Film, der man nicht weniger als drei ihrer Kinder in die öffentliche Fürsorge entführt hatte.

Ein paar Tage vor der anstehenden Beurteilung geriet ich dann in Panik: Schließlich *wollte* ich ja eine aus öffentlichen Mitteln finanzierte Putzhilfe. Meine coole 60er-Kindheit hatte aus mir eine Möchtegern-Architektin mit Hang zum Minimalismus gemacht, deren Kinder widerspruchslos in einem Schrank wohnten. Und doch, nach lebenslangem liberalem Horror bei dem Gedanken, jemand anderen dafür zu *bezahlen*, dass er einem die Toilette putzt, war ich es mittlerweile leid, vor lauter Angst, ein Fleck könnte hinter dem Klorohr hervorkommen und mir in den Hintern beißen, das Licht im Bad gar nicht erst einzuschalten. Meine Knirpse hatten die elementare Hausarbeit zu einem Ganztagsjob gemacht (klar, ihr Süßen, natürlich dürft ihr nach dem Essen Action-Painting machen). Mehr noch, wenn man eigentlich die letzten Lebensmonate beim Surfen in Australien verbringen sollte, mit dem Schreiben eines brillanten Romans oder damit, eine phantastische Mutter zu sein, dann war es einfach eine zu traurige Perspektive, tagtäglich auf Spinnweben zu starren und den Staubsauger mit letzter Kraft die Treppe hochzuzerren.

Montag war ein schlechter (d. h. Schlampen-)Tag, an dem ich mich weder anzog noch das Haus verließ; aß kalte alte Pasta direkt aus dem Kühlschrank; jammerte meinem Onkologen die Ohren voll, weil ich wieder Schmerzen im Schädelknochen hatte; schlief den ganzen Nachmittag. Das hätte sich auf dem Beurteilungsformular zum Anspruch auf eine Putzhilfe blendend gemacht. Aber am Dienstag – haargenau wie in dem Moment, wenn man endlich beim Zahnarztnotdienst auftaucht – ging's mir plötzlich viel besser. Katastrophe!

Also traf ich Vorkehrungen. Ich zog mich zwar an, ließ aber das Frühstücksgeschirr im Ausguss stehen. Ich machte das Radio aus (traurige Menschen mit unheilbarem Krebs tanzen bestimmt nicht zu den Klängen von Greater London Radio durch die Küche, am allerwenigsten diejenigen traurigen Menschen, die einer aus öffentlichen Mitteln finanzierten Putzhilfe bedürfen) und hoffte, dass Schnüffelnase die Ansammlung von Schmerzmitteln bemerken würde, die ich ganz zufällig beim Telefon hatte liegen lassen.

Meine Sozialarbeiterin war, wie sich herausstellte, nervös, hatte Schwierigkeiten mit der Orthographie und erstaunlicherweise 5 Zentimeter lange Fingernägel. Sie fragte mich, ob ich noch immer mit dem Kindvater zusammen sei; ich schluckte ostentativ meine Morgendosis (12 Kapseln) chinesischer Kräuter. Sie sagte, ich sähe nicht krank aus; ich verzichtete auf den Hinweis, dass meine Tagesplanung außer Krankenhausbesuchen, Schlafen, Lesen und Mich-für-meine-Kinder-Schonen auch noch regelmäßige Verabredungen zum Lunch beinhaltete. Ich bot ihr eine Tasse Kaffee an: Sie gewährte mir zweimal wöchentlich zwei Stunden aus öffentlichen Mitteln finanzierten Hausputz.

Stellt sich also raus, dass Sozialarbeiterinnen letztlich gar nicht so übel sind. Aber Profiputzer … ich sehe mich gern als hart gesottene Großstadtzicke, die bei der Raumpflege-Agentur Rabatt macht, weil die Putzkolonne es versäumt hat, die Fußleisten zu wienern. Und jetzt, ich ahn es ja, muss ich so einen depressiven, unterbezahlten ABM-Teenager im neonfarbenen Overall ertragen, der in Zeitlupe arbeitet und meint, Saubermachen heißt Umverteilen von Schmutz. Vor Wut bleibt mir die Luft weg, und ich krieg Kopfschmerzen.

E-Mail an India, 30. Juni 1997

Liebe I,
stehe in ernsthafter E-Mail-Schuld: vier von dir, mindestens, gegenüber null von mir. Bin so froh, dass du einen schönen Urlaub hattest. Sind die Kinder vor Einsamkeit umgekommen? Bist du vor Einsamkeit umgekommen ohne sie? Heißt Zeit für Sex, dass du jetzt schwanger bist (Ms Fruchtbar)? Meine Libido ist TOT. Das meiste Schamhaar ist mir durch die Chemotherapie ausgefallen. Ich sehe aus wie ein Alien. Doppelwürg.

Hab meine Krüppelkennung fürs Auto bekommen und 50 Scheine die Woche Unterhaltszuschuss für Behinderte ebenfalls.

Hurra, ihr absoluten Halteverbote, ich komme. Ich liebe Sozialarbeiter.

Es ist so kalt, dass ich die Zentralheizung an habe. In der Wimbledon-Woche. Will nur Boris sehen.

Bin froheren Mutes. Vielleicht weil ich letzte Woche für einen Tag ins Bristol Cancer Help Centre gefahren bin, das voller chantender, kaftantragender Veganer war, mich aber auch daran erinnerte, dass man die Hoffnung nicht aufgeben kann, weil (a) Leute, die glauben, dass sie sterben werden, oft auch eher sterben und (b) ein Leben ohne Hoffnung ein klägliches Leben ist. Bin übers Wochenende nach Steyning gefahren und hab mich DUMM UND DÄMLICH GEFRESSEN. Matts Mutter ist eine famose Köchin.

Liebe, R xxx

E-Mail von India, 2. Juli 1997

Liebste Ruth,
wusstest du, dass es tatsächlich ein Pornomagazin gibt, das *Big & Fat* heißt?

Find ich ziemlich beruhigend – sollte die berufliche Karriere irgendwann zum totalen Stillstand kommen & ich gezwungen sein, die hungrigen Kinder & den ausgezehrten Jeremy irgendwie durchzubringen, könnte ich für Geld ein paar Perverslingen spektakuläre Speckfalten präsentieren.

Ich bin sehr besorgt, denn seit 4 Tagen schlage ich mich mit der ABSCHEULICHSTEN & beharrlichsten Übelkeit herum. Als wir von Kreta wegfuhren, haben wir blöderweise noch in einer s. versifften Taverne (so eine, wo FRITTEN HIER in allen Sprachen dransteht) gegessen. Ich hab nur 2 Bissen genommen (erstaunlich für mich) & sofort gemerkt, dass verdorbene Anchovis dabei waren. Also hab ich wohl irgendeine grässliche Lebensmittelvergiftung. Der Gedanke, dass da was angesetzt wurde, ist mir allerdings auch gekommen. Verdammt & zugenäht. Ich weiß nämlich auch nie, wann meine Periode fällig ist, und das hilft nicht gerade. Egal – ich bin sicher, ich bin nur krank, denn wir haben kräftige Kondome benutzt,

und die haben uns noch nie im Stich gelassen. (Auf der Speisekarte der Taverne
standen auch EIER & SCHNECK, GUCHEN und
EISGRÄM.)

Oscar nicht in der Schule wegen
schrecklicher grippeähnlicher Erkältung
(ich auch). Er hat gerade gesagt: «Ich
geh aufs Klo, so leise wie 61 Mäuse.» Extrem sonderbares kleines Wesen, muss ich
sagen. Archie ist einfach verteufelt ungezogen: Er hat gerade höchst sorgsam
ein Stück Seife mit Joghurt verziert und
es dann innerhalb von 20 Sekunden, die
ich nicht hinschaute, auf dem ganzen
Sofa abgewischt.

Hab gestern Abend mit meiner Mutter
gegessen – sie war in s. guter Form und
zum Schreien komisch, zumal sie entdeckt hatte, dass eine Freundin von ihr
mal Vibratoren hergestellt hat. Du
kannst dir die Entrüstung meiner Mutter
vorstellen – sie sagte, sie hat ihre
Freundin angeschrien: «Ich bin ver-
klemmt & wahnsinnig etepetete! Ich
BITTE dich also, nicht mehr davon zu
reden!» Aber die Freundin machte un-

barmherzig weiter, und meine Mom wurde grün im Gesicht. Na jedenfalls - sie hat nach dir gefragt & als ich sagte, es geht dir prima, rief sie: «STOPP! STOPP! Wenn du was Negatives sagst, wird es ihr schlechter gehen.» Dann ZWANG sie mich, ihr zu erzählen, dass du wieder ganz geheilt sein wirst, und zwang mich auch, mir vorzustellen, wie du im Sonnenschein zwischen Blumen herumhüpfst, in vollem Schamhaarschmuck. Danach war sie glücklich und zufrieden. Jetzt habe ich also strikte Instruktionen, wenn jemand fragt, zu antworten, dass du bald vor Gesundheit strotzen wirst. Sie hat natürlich 'ne Schraube locker, aber vielleicht auch Recht.

Bin Sonntag zurück, werde dann schreiben.

ALLES Liebe, I xxx

Leserbrief, 21. Juli 1997

Meine liebe Ruth,
ich dachte, ich müsste Ihnen schreiben, wie sehr ich Ihren Mut bewundere. Es ist nicht leicht, sich aller Welt zu offenbaren. Seit ich damals im Juni 1974 mit der Krankenpflege begann, bin ich so vielen couragierten Frauen begegnet, die mich mit ihrer Kraft zu Tränen rührten.

Ich habe so viele Menschen gesehen, die gegen die schlechten Chancen ankämpfen, aber täuschen Sie sich nicht, Sie haben einen steilen Berg vor sich, doch Sie können den Gipfel erklimmen.

Bevor Sie das hier jetzt in den Papierkorb werfen: Ich weiß, Sie haben geschrieben, Sie seien es leid, Genesungsgeschichten zu hören, und das kann ich gut verstehen. Bei mir wurde 94 Hepatitis C diagnostiziert, und ich weiß, dass letztendlich nur eine Lebertransplantation mir eine längere Lebensspanne erkaufen kann. Es gab Zeiten, da hätte ich vermutlich jedem, der mir nochmal mit «vielleicht entdeckt man ja eine neue Behandlungsform» gekommen wäre, eins in die Zähne gegeben. Ich durfte nicht mehr als Gesundheitsfürsorgerin arbeiten (kennen

Sie noch diese übereifrigen Wichtigtuerinnen, die den Glauben an die eigenen mütterlichen Fähigkeiten unterminieren?) und war deswegen scheißwütend.

Ich machte ein Jahr lang Chemotherapie, die mein Gewicht um 13 Kilo und meine Haare um die Hälfte reduzierte. Wohlgemerkt, ich sah auf magersüchtig-ätherische Weise wundervoll aus, und hätte ich die Energie gehabt, hätte ich mehrere Affären anfangen können, die sich mir boten.

Ich fand heraus, dass zwei Mittel wirklich halfen. Werfen mit Mauersteinen: Nimm Aufstellung im Garten, such den Horizont nach Katzen, Ehemännern usw. ab und wirf dann den Mauerstein so kräftig, wie du nur kannst. Und zum Zweiten hab ich geredet, geredet, geredet und geredet. Mit Freunden, Ehemännern, Kindern und Fremden. Unterschätze niemals die Freundlichkeit von Fremden. Mach deine Hausaufgaben, mach deine eigene Recherche, sei kein passiver Patient, alle Untersuchungen zeigen, dass die patzigsten Patienten am besten durchkommen. Ruth, ich wünschte, ich könnte Ihre Hand halten und Ihnen sagen, dass Sie es schaffen können.

Der Pflegedienst auf den Stationen hätte mich fast geschafft, denn ich konnte nicht verstehen, warum die Menschen leiden mussten. Ich erinnere mich noch an meine erste Patientin, die kurz vor Weihnachten 74 starb. Sie hieß Mary Flowers, 32 Jahre alt, 2 Kinder, und was mir nicht aus dem Kopf geht, ist, dass wir ihr nie gestattet haben, über das zu reden, was geschah. Ich glaube, wir haben ihr die Chance auf Genesung versagt, weil wir ihr ihre Gefühle und Ängste versagten.

Es macht nichts, wenn Sie allen, die Sie kennen, elendiglich auf den Wecker gehen, denn es wird immer jemand da sein, der Ihnen zuhört. Aber Sie werden feststellen, wer Ihre Freunde sind, und da dürften Sie so manche Überraschung erleben.

Als ich krank wurde, waren Menschen, denen ich viele Stunden gewidmet hatte, auf einmal verschwunden. Doch das bewahrte mich davor, noch mehr Zeit an sie zu verschwenden.

Ich bin in einer Familie aufgewachsen, in der Missbrauch herrschte (das ganze Programm: Physisch, sexuell, emotional), und dass ich krank wurde, gab mir den Mut, die Brücken zu allen Leuten abzubrechen, die in meinem Leben keine Bedeutung mehr hatten. Das gäbe wahrscheinlich Stoff für mehrere Artikel her. In dieser Hinsicht hat mir über die Jahre das, was Sie schrieben, immer gefallen. Sie hören sich an wie eine reale Person mit realen Problemen, wie wir alle anderen auch. Wie das Einkaufen dazwischenschieben, die Beine enthaaren und dann auch noch genug Energie aufbringen, um die grässlichen Langweiler zu unterhalten, von denen mein Ehemann beruflich abhängig ist. Bestimmt glauben die Leute, wenn man für *Cosmo* schreibt, muss man's wohl auf die Reihe gekriegt haben – schätze, das täuscht.

Als ich im Unterhaus ein wenig Aufklärungsarbeit machte, lernte ich einen prominenten Lord kennen, der auch schreibt. Er war so freundlich, mich zum Tee einzuladen (und Avancen zu machen). Er sagte, die Leute meinen, wenn man prominent ist, fühle man sich niemals einsam und sehne sich nicht nach Gesellschaft, aber das stimme nicht. Die Realität ist oft ziemlich ernüchternd.

Es gab noch etwas, das ich unternommen habe: Einen telefonischen Hilfsdienst für Leute einzurichten, die von Hep. C befallen sind. Das hat mir geholfen, denn ich merkte, dass ich nicht allein war, und spürte, dass ich helfen und einen Beitrag leisten konnte.

Mein Gott, ich schwafle und schwafle, aber meine Wünsche, es möge Ihnen gut ergehen, kommen von Herzen. Sollten Sie je ein geneigtes Ohr brauchen, tun Sie sich keinen Zwang an.

Liebe Grüße und alles Gute.

Gabrielle Page
Skenfield

Observer Life, 27. Juli 1997

Alle glauben, von Krebs wird man dünn. Tatsächlich werde ich aber dicker und dicker. Ich weiß das, weil immer wieder Leute auf mich zukommen und sagen: «Sie sehen so wohl aus.» Eigentlich sehe ich gar nicht besonders wohl aus – ich bin blass, und hinter den Ohren fallen mir die Haare aus, sodass es wirkt wie die missratene Zickzackrasur eines Jugendbanden-Losers – in Wirklichkeit meinen sie also: «Sie sehen so dick aus.»

Ein paar Leute waren sogar noch plumper und fragten rundheraus: «Sind Sie auf Steroiden?» Wenn du ein Mann bist, bedeutet das: «Himmel, haben Sie aber riesige Muskeln.» Wenn du jedoch keiner bist, ist damit dummerweise gemeint: «Himmel, haben Sie einen Riesenhintern.» Um weniger gefräßig zu erscheinen, lüge ich gewöhnlich und sage: «Ja», obwohl ich tatsächlich doch nur alle drei Wochen fünf Tage lang Steroide nehme, nämlich vor und nach meiner Chemotherapie. Das ist ein bisschen so, als würde ich sagen, mein Sohn sei «auf» Steroiden, weil wir sein

Ekzem manchmal mit Hydrocortisonsalbe einreiben.

Die Dinge könnten schlechter stehen: Meine Betreuerin fragt noch immer höflich und als Maßstab für meinen Gesundheitszustand: «Wie steht's mit Ihrem Appetit?», obwohl sie ebenso gut losprusten und sagen könnte: «Stopfen sich noch immer voll, was?» Nichtsdestoweniger kann ich inzwischen nur noch clevere Ghost-Klamotten mit Gummizugtaille tragen. Und glücklich bin ich nicht.

Wieso nicht? Zunächst einmal wird von dir, wenn du eine unheilbare Krankheit hast, erwartet, dass du äußerst abgeklärt und auf einer höheren Entwicklungsstufe bist, dass du dich in die Sorte Frau verwandelt hast, die denkt: «Was macht es schon aus, 70 Kilo zu wiegen, im Vergleich zu der Freude, meine Kinder über eine Blumenwiese tollen zu sehen wie in der Werbung für Junior-Timotei?» Unglücklicherweise krieg ich einfach meinen Kopf nicht frei für Zen-Meditation, sondern scheine mich zu verbeißen in: «Warum hab ich die Fischstäbchen gegessen, die Lola ausgespuckt hat, wo ich doch schon gar nicht mehr in meine Jeans passe?»

Entscheidender ist jedoch, dass ich jetzt die

Hälfte meines zweiten Chemotherapie-Kurses hinter mir habe und auf ein wenig Lohn gehofft hatte: Irgendwas – sagen wir mal, ein Paar sichtbare Wangenknochen – zum Ausgleich für die schmerzenden Venen, das Kotzen, die Kopfschmerzen, die sich katastrophal ausdünnenden Augenbrauen. Dergleichen kann es geben: Ich habe diese Woche den Brief einer Frau bekommen, die durch die Behandlung «auf magersüchtig-ätherische Weise wundervoll aussah, und hätte ich die Energie gehabt, hätte ich mehrere Affären anfangen können, die sich mir boten». Warum passiert mir das nicht? Statt zum Lunch in einem Schälchen hausgemachter Brühe zu rühren, habe ich einen Heißhunger auf Chips entwickelt; und, was mein ersehntes Interview mit George Clooney (einschließlich anschließenden Durchbrennens) betrifft: Er kam nicht. (Ich versuche immer wieder, die Chips, wenn auch nicht das geplatzte Clooney-Interview, den Steroiden anzulasten, die ursprünglich entwickelt wurden, um KZ-Überlebenden bei der Gewichtszunahme zu helfen. Dann fällt mir ein, dass ich sie ja nur alle drei Wochen fünf Tage lang nehme.)

    Warum bin ich so fett? Bevor mir jemand was

von Frustfuttern sagt, darf ich bitte nur darauf hinweisen, dass es bei Krebs nicht nur darum geht, «Middlemarch» noch durchzulesen, bevor es zu spät ist: Es ist ein Ganztagsjob, bei den vielen Ess-Gelegenheiten mitzuhalten. Ja, wir weinen bei der Brustkrebs-Selbsthilfegruppe, die einmal alle vierzehn Tage zusammenkommt, aber da steht auch immer eine riesige Dose mit Gebäck, darunter Schokokekse. Wie schlägt man im Krankenhaus am besten die Zeit tot? Ich finde, Sandwiches zu essen ist eine ziemlich gute Methode. Und womit können Freunde helfen? Nun, ein Fresskorb von Fortnum & Mason hat erwiesenermaßen Tumore um bis zu 50 Prozent schrumpfen lassen! Sportliche Betätigung kann man gleich vergessen. Meinen Sie etwa, ich traue mich ohne Schamhaare in den Gemeinschaftsumkleideraum im Schwimmbad?

Will ich nicht schwer auf Morphium einsteigen (nicht ganz so chic wie das Heroin, mit dessen Hilfe die Models dünn bleiben, aber, he, wir reden hier von staatlicher Krankenversicherung), hab ich wohl nur dann die Chance, diese Welt in etwas Kleinerem als einer Urne Größe 44 zu verlassen, wenn ich mich auf eine der so genannten Anti-Krebs-Diäten verlege, die bei rauschebärtigen amerikanischen Gurus so populär sind. Da wären unter anderen das Saftfasten nach Breuss, die Kelly-Kur, das Traubenfasten, Dr. Moermans Diät, Dr. Alec Forbes Bristol-Diät und, am teutonischsten von allen, die Gerson-Diät, die beinhaltet, nur frisch gepresstes organisches Obst und Gemüse zu «essen» und stündlich Kaffee-Einläufe zu machen. Lecker! Und auch so praktisch.

Einen Hauch humaner ist die vom Bristol Cancer Help Centre verfochtene Alternative, wo ich letzte Woche einen Tag verbrachte. Um «uns physisch, emotional, mental und spirituell zu stärken und gesunde Immun- und Regenerationsfunktionen zu fördern», empfiehlt das Zentrum, auf rotes Fleisch, Koffein und «übermäßigen» Alkoholgenuss, Zucker, Salz, Fette (besonders gehärtete) und Milchprodukte, geräucherte oder sauer eingelegte Nahrungsmittel, Konservierungs- und Zusatzstoffe sowie Fertigprodukte zu verzichten. Was für eine klasse Methode, abzunehmen und dabei so zu tun, als sei es gar nicht die Absicht.

Mein neues Leben im Einklang mit der Bristol-Anti-Krebs-Nicht-Diät begann vielversprechend mit einem Lunch aus Auberginen-Cous-

cous, Karotten- und Bohneneintopf und grünem Salat, gefolgt von einer Nussschnitte. Der Nachmittagstee, muss ich gestehen, war eine leichte Enttäuschung, denn er bestand nur aus einigen sehr trockenen Haferplätzchen und koffeinfreiem Tee. Aber auf der Heimfahrt im Zug hab ich's dann mit einer Tüte Käse-Zwiebel-Chips wieder ausgeglichen, die zwar alle Regeln über Salz, Konservierungs- und Zusatzstoffe, Fertigprodukte und gehärtete Fette verletzten, aber veganisch waren und daher O.K.

Seither, das muss ich sagen, läuft es mit der Diät ganz und gar nicht gut. Frühstück ist unmöglich, denn (a) liefert der Milchmann keine Sojamilch (unverzichtbare Ergänzung zum Müsli) und (b) essen die Kinder nie ihre Croissants (Butter, Marmelade, bla, bla, bla) ganz auf, und mir kommt es wie eine Riesenverschwendung vor, sie wegzuwerfen. Und da der Morgen dann eh versaut ist, kann frau ruhig auch die Geburtstagstorte ihres Mannes zum Lunch vertilgen.

Trotzdem, eine von den Frauen aus meiner Selbsthilfegruppe hat letztens eine Menge Gewicht verloren. Montagabend ist sie gestorben. Bin doch ganz froh, dass ich so wohl aussehe.

E-Mail an Carrie, 28. Juli 1997

Liebste C,
die Spannung wäre also raus. Die Seherin Picardie hatte Recht – Computertomographie zeigt, dass ich einen Hirntumor habe (das Ding, das man vor ein paar Monaten noch für einen Infarkt hielt), und zwar rechts im Frontallappen (nicht lebenswichtiger Teil des Gehirns). Leber- und Lungenleiden hat sich verschlimmert, d. h. Taxotere hat nicht angeschlagen, also höre ich mit der Chemotherapie auf. Nicht mehr viel übrig in der Trickkiste mit Behandlungsmöglichkeiten: Meinen Kopf zu bestrahlen hat keinen großen Wert, da meine Leber mich wahrscheinlich früher umbringen wird als mein Hirn. Sieht also aus, als hieße es noch in diesem Jahr Vorhang. Der Tod kommt mir noch immer unwirklich vor, denn ich fühle mich relativ wohl. Wird mir gut tun, mit der Behandlung – Steroide, Hormone, Chemotherapie, Knochenaufbau und was noch alles – mal eine Weile auszusetzen. Schätze also, jetzt ist die Zeit für die

Gerson-Diät gekommen – Chemotherapie
durch Gemüse. Schmatz.

Hab ich dir schon erzählt, dass wir die
Zwerge zur psychologischen Kleinkind-Beratung ins St. Christopher's Hospice
mitnehmen, damit sie lernen, später besser mit dem Verlust fertig zu werden?
Schätze, es wird nur sein wie Krankenhaus-Spielen, aber ich weiß auch, dass
ich ihnen nicht genug darüber erzähle,
was hier abläuft.

Liebe Grüße von der Sensenfrau.
R xxxxx

E-Mail an India, 28. Juli 1997

Liebste India,
sorry, sorry, sorry. Ich war ungefähr
eine Woche lang auf E-Mail-«Entzug».
Machst du das auch manchmal? Die gute
Nachricht ist, dass wir dieses Wochenende
nicht wegfahren, also schick mir bitte
Adresse und Uhrzeit von Oscars Kinderfest. Ist er zuständig für den Kuchenstand oder so? Die schlechte Nachricht

ist, dass ich gerade wieder einige Untersuchungen hinter mich gebracht habe und heute Nachmittag erfuhr, dass ich einen Hirntumor habe, was ich ja schon vermutete, weil ich immer wieder grässliche Kopfschmerzen bekomme. Außerdem sind die Metastasen (wie wir Fachleute sagen) in meiner Leber und meiner Lunge größer geworden, was bedeutet, die Chemotherapie wirkt nicht. Kaum mehr was übrig in der Trickkiste der Behandlungsmöglichkeiten, und das heißt wahrscheinlich noch in diesem Jahr Vorhang. Das kommt mir immer noch irgendwie unwirklich vor, denn ich fühle mich relativ wohl. Jedenfalls setze ich alle Behandlungen – Hormone, Chemotherapie, Steroide, Knochenaufbau – für mindestens einen Monat ab, was eine Wohltat sein wird. Jetzt muss ich dann wohl die verrückte Anti-Krebs-Diät nach Gerson anfangen, die daraus besteht, nichts als frisch gepresste Säfte aus biologisch angebautem Obst und Gemüse zu trinken und jeweils zur vollen Stunde einen Kaffee-Einlauf zu machen. Reizend. Möchtest du dich anschließen?

Hab heute Laurence (geb. Larry) Fishburne interviewt. Findest du ihn sexy? Wenn ja, warum? S. hässlich in natura.

Alles Liebe von der Sensenfrau xxxx

E-Mail von Carrie, 29. Juli 1997

Liebste R,
nein, nein, nein, nein, nein, nein, nein. Das kann einfach nicht wahr sein, Ruthie. Mir fehlen die Worte für das, was ich empfand, als ich deine E-Mail bekam, aber neben anderen Gefühlen sind da eine Menge Wut, viele Tränen und das Gefühl, am Boden zerstört zu sein. Wie kann einem einzelnen Menschen nur so viel Schlimmes zustoßen? Wieso kann weder moderne noch alternative oder traditionelle Medizin etwas gegen dieses Leiden ausrichten? Ich hasse diese Krankheit. Ich hasse es, dass du jung sterben wirst, dich der Zukunft mit deinen Kindern und mich der treuesten und liebsten Freundin beraubst. Ich hasse es, dass du so ohnmäch-

tig dastehst: Sie zieht alle Fäden, und du, Ms «Hat-ihr-Leben-immer-im-Griff»-Picardie, hast nichts mehr im Griff. Ich hasse es, dass du so viel aufwenden musst, dich gegen dieses Leiden zu wehren, und nichts, verflucht nichts zurückbekommst. Ich hasse es, dass du den Rest deines Lebens nicht einmal bei guter Gesundheit verbringen kannst. Ich wünsche, ich könnte über diesen ganzen Horror etwas Positives sagen. Aber ich kann es nicht. Es gibt keine Gerechtigkeit auf der Welt und allem Anschein nach auch keinen Gott.

Ich habe mir jedoch einige Gedanken zum Thema J & Ls Erinnerung an dich gemacht. Ich sage das hier nicht, um dir einen Gefallen zu tun. Aber ich denke, sie werden sich an dich erinnern. Erstens weiß ich auch noch Sachen aus der Zeit, bevor ich 2 wurde – Banalitäten, auf die hinzuweisen sich niemand je die Mühe gemacht hätte. Jude erinnert sich, ob du's glaubst oder nicht, daran, wie ihr die Windeln gewechselt wurden! Es ist also möglich, Erinnerungen aus dem frühkindlichen Leben zu haben (klar, darauf bauen doch schließlich die Hypnotherapeuten). Zweitens bist du so sehr Mittelpunkt ihres kleinen Lebens, dass sie ständig nach dir fragen werden, und man wird ihnen Fotos zeigen und Videos. Und man wird von dir sprechen. Fred erinnert sich an Menschen, die er seit sieben Monaten nicht gesehen hat und von denen nicht gesprochen wurde (und von denen es keine Fotos gab). Dabei sind diese Leute nicht annähernd so wichtig für Fred, wie du es für J & L bist. Ich glaube nicht, dass sie dich vergessen können. Ist das irgendwie tröstlich? (Natürlich nicht. Die Umstände lassen nichts Tröstliches zu.)

Bring's nicht übers Herz, dämlichen Krimskrams zu schicken (freue mich aber über das Zeug, das du mir geschickt hast). Wichtig ist jetzt, dass du nicht aufgeben darfst, und du musst so lange und so gesund leben, wie's nur geht. Das ist mein ganz egoistischer Standpunkt, denn ich will dich und alles, was du mir gibst, nicht einen Tag früher verlieren, als es sein muss. Logischerweise hast du deine eigenen Gründe, warum du noch lange und glücklich leben willst. Du darfst nicht resignieren und von Vorhängen in diesem oder im nächsten Jahr sprechen. Du musst die Ziele im Auge behalten. Und wenn dir das nicht gelingt, dann musst du dir vormachen, du hättest keinen Krebs (mmm, hab keinen Vorschlag, wie du das bewerkstelligen könntest, aber Schmerzlinderung, reichlich Ruhe und gute Ernährung würden es dir vielleicht erschweren zu glauben, dass du krank bist).

Die Vorstellung, dass die Kleinen schon jetzt zum Psychologen gehen, bricht mir wahrhaft das Herz. Ja, die ganze verdammte Angelegenheit bricht mir das Herz.

Am Boden zerstört und heulend wünsche ich dir jede erdenkliche Faser Mut und Kraft, die du brauchst. Tut mir so ungeheuer Leid, dass du das alles durchmachen musst. Wie unzulänglich sind doch Worte.

Liebe, Liebe xxC

E-Mail an Carrie, 30. Juli 1997

Liebste, besteste Carrie,
danke für deine wundervolle E-Mail, in der all die richtigen Dinge standen. Ich schwanke zwischen Heulen, völliger emotionaler Leere gepaart mit physischer Erschöpfung und der Unfähigkeit zu glauben, dass ich dieses Jahr noch sterben werde (mag ich auch noch so viele Ziele ins Auge gefasst haben). Ich hoffe, dich auch aus dem Grab weiter mit E-Mails versorgen zu können.

Es ist brütend heiß und Schweiß treibend in London, und die entsetzlichen Hitzewallungen, die mich überkommen (noch nicht ausgemerzt von der neuen, jämmerlichen Alternative zu Tamoxifen), machen's nicht leichter. Zumindest die letzten beiden Nächte hab ich besser geschlafen, nachdem ich meinem riesigen Medikamentenberg auch noch Temazepam hinzugefügt habe. Viel besser als Mogadan – wenn du das nimmst, denkst du, dir haben sie eins mit der Bratpfanne über den Kopf gezogen. Man fühlt sich morgens auch nicht groggy, und ich kann aufstehen, um zu pinkeln, die Kinder zu versorgen usw. Endlich hole ich auf, was ich in zwei Jahren Schlafentzug verpasst habe.

Bin mit den Kids am Sa.morgen zu wundervoller Musiksession für Kinder bis 5 Jahre im Brockwell Park gegangen – sie waren leicht überwältigt von dem Trubel, hatten aber viel Spaß dabei, auf die Trommeln einzudreschen. War mit Matt Sa.abend in der Fire Station in der Nähe von Waterloo und hab viel geweint, was gut war, denn wir reden dieser Tage so gut wie gar nicht mehr miteinander. Essen war auch lecker. Mom will, dass ich die Gerson-Diät mache, aber das würde ich niemals durchhalten. Und Komplementärmedizin ist ganz klar ein Haufen Scheiße. Hab danach im Garten einen Joint geraucht, an der kühlen Luft, unterm mitternachtsblauen Himmel. Zu viel Licht, um viele Sterne sehen zu können.

Liebe Liebe Liebe R xxx

E-Mail an MClark, 31. Juli 1997

Lieber MClark,
oh, my darling, oh, my darling, oh, my darling MClark (zu singen nach der Melodie von «Oh, my darling Clementine», eines der vielen Kinderlieder und Folksongs, die ich in diesen Tagen meinen Kindern zur Schlafenszeit vorsinge).

Danke für deine köstliche, bewegende, himmlische E-Mail. Ich denke auch immer wieder an die Virgin-Anzeige und den Sensenmann, will aber von noch mehr Behandlungen im Moment nichts wissen (obwohl ich mir vielleicht so ein Indianer-Gebräu bestellen werde, denn Akupunktur habe ich aufgegeben und auch die Heilerei, die ganz klar versagt hat). Bin auch zu einem leicht freakigen Onkologen-Einzelkämpfer in der Harley Street gegangen, der mir über den *Obs* geschrieben hatte. Er sieht aus wie der leibhaftige Tod und rät zu noch mehr Gift. Habe die Zen-Akzeptanz also noch nicht erreicht.

Ich werde jetzt zu einem dieser nervenden Internet-Lyrik-Langweiler – eine Freundin hat mir dies Gedicht, «In Blackwater Woods» von einer Mary Oliver, geschickt:

>Jedes Jahr führt
>alles,
>was das Leben
>mich je lehrte,
>hierher zurück; den Feuern
>und dem schwarzen Fluss des Verlusts,
>dessen anderes Ufer
>die Erlösung ist, deren Bedeutung
>niemand von uns je erfahren wird.
>Um in dieser Welt zu leben,
>muss man fähig sein,
>drei Dinge zu tun:
>lieben, was sterblich ist;
>es mit aller Kraft festhalten,
>wissend, dass das eigene Leben
>davon abhängt;
>und wenn die Zeit kommt,
>es loszulassen,
>loslassen.

Wir machen nächste Woche Urlaub. Möchtest du zum Abendessen kommen, wenn wir wieder da sind? Am besten verabreden wir uns GLEICH.
  Liebe Roof xxxxx

Leserbrief, 31. Juli 1997

Liebe Ruth,
seit ich vor ein paar Wochen Ihren ersten Artikel «Before I Say Goodbye» im *Life*-Magazin des *Observer* gelesen habe, musste ich so oft an Sie denken, dass ich fand, ich sollte Ihnen schreiben. Ihre Worte treffen zwar wie Faustschläge und machen dem Leser klar, wie extrem grausam Ihre Krankheit ist, aber dabei gelingt es Ihnen dennoch, uns nicht vergessen zu lassen, dass dies alles einem realen Menschen aus Fleisch und Blut geschieht und nicht einem, der, auf rätselhafte Weise zu einem beseelten Engelsanwärter geläutert, mit einem Fuß schon in der nächsten Welt steht. Danke, dass Sie Ihren wenn auch schwarzen Humor nicht aufgeben und es uns schildern, wie es ist.
  Wie Sie bin ich 33 Jahre alt und habe zwei

kleine Kinder. Ich war völlig unvorbereitet auf die überwältigende, herzzerreißende Bindung an die eigenen Kinder, die das Los einer Mutter ist, und wenn ich mir vorzustellen versuche, was Sie durchmachen, macht mich die blanke Ungerechtigkeit all dessen so wütend und traurig, dass keine noch so große Menge Schokolade / Mr. Darcy*-Therapie daran rühren kann. (Bedaure, aber George Clooney lässt mich kalt.)

Mir ist ein wenig peinlich, was ich jetzt schreibe, denn ich kenne Sie nicht, und es ist auch nicht mein Stil. Zudem widern mich taktlose religiöse Spinner an, die mit der Tür ins Haus fallen und im Namen des Allmächtigen ihre Ansprüche anmelden, aber ich wollte nur sagen, dass ich für Sie bete, und zwar mit einer Ernsthaftigkeit, die mich selbst überrascht. Ich kämpfe mit dem Glauben, mit der offenkundigen Zufälligkeit aller Dinge und mit einem Gott, der einige zu heilen scheint und andere nicht, aber ich glaube, dass er Menschen heilen kann, und ich bete, dass er Sie heilen möge, ob nun schlagartig durch ein Wunder oder etwas konventioneller auf Kosten der staatlichen Krankenversicherung. Also, das wär's, ich hab's gesagt.

Bitte verzeihen Sie mir, wenn dieser Brief geschmacklos klingt oder unverfroren in seiner Anmaßung – es war einfach ein spontaner Impuls, und ich fand, ich sollte ihm folgen.
Passen Sie auf sich auf.
Ihre
Kate Cowell
Nottingham

Observer Life, 3. August 1997

Nun ist es also offiziell. Nach neun Monaten, in denen tapfer davon gesprochen wurde, die Überlebenschancen stünden 50:50 ... Tochtergeschwulste in den Knochen seien eine wirklich «gute» Form der Brustkrebsausbreitung ... ein neues, «natürliches» Chemotherapie-Schema weise wahrlich Erfolg versprechende Ergebnisse auf ... nachdem mein Heiler und mein chinesischer Arzt schon zuversichtlich von Genesung tönten ... habe ich jetzt einen Hirntumor. Ach ja, was ich noch sagen wollte, das Zipperlein breitet sich in aller Schnelle auf Leber und Lunge aus, und daher macht es keinen Sinn, noch weiterzubehandeln. Also keine trügerischen Hoffnungsschimmer mehr, keine neuen Wunderkuren, keine weiteren «Alien»-artigen Eruptionen der Krankheit (mein Körper ist jetzt ein *full house* von Tochtergeschwulsten des Brustkrebses – oder «Metastasen», wie wir Fachleute gern sagen). Kurz und gut, ich sterbe.

Ehrlich gesagt, der Hirntumor war eigentlich keine so große Überraschung. Ich bekam immer wieder fiese Kopfschmerzen, die drei oder vier

Tage dauerten, und da waren auch wabernde Lichter an der Peripherie meines Blickfeldes. Hinzu kommt, ich habe den Ärzten damals im Mai nicht geglaubt, als sie eine sonderbare krankhafte Veränderung in meinem Gehirn entdeckten und mir versicherten, die habe rein gar nichts mit dem Brustkrebs zu tun. Klar, ich leide also auch noch unter einer seltenen neurologischen Störung.

Trotzdem, ich hab ziemliche Panik. Nicht, dass der Brustkrebs bisher ein Zuckerschlecken war: Die vielen Hüte, die ich mir von den Leuten kaufen ließ, als ich dachte, ich kriege eine Glatze, und dann die Schuldgefühle, weil ich sie nicht getragen habe; die Furcht, durch Strahlentherapie der Brust eine neue, andere Art Krebs zu bekommen (und wennschon?!); die mangelnde Energie, den Küchenfußboden zu scheuern. Na, man kennt das ja. Aber einen Hirntumor zu haben macht keinen Spaß.

Mein Onkologe sagt, ich könne unbesorgt sein, der rechte Frontallappen sei, was Hirnteile anginge, ziemlich nutzlos. Ist ja sehr beruhigend. Dann lese ich in meinem Buch nach – mit dem flotten Titel «Brustkrebs» –, und da steht: «Tochtergeschwulste im Hirn, die einen Druckanstieg innerhalb des Schädels bewirken, können zu Kopfschmerzen führen oder zu spezifischen neurologischen Symptomen wie zum Beispiel Sprach- oder Bewegungsstörungen und epileptischen Anfällen. Diese Symptome können aber auch als Nebenwirkungen von dem Tumor selbst hervorgerufen werden, der außerdem diverse Störungen des Geisteszustands oder des Nervensystems bewirken kann, einschließlich Epilepsie und Demenz.» Super. Ich werde sterben, aber erst werd ich noch irre.

Eigentlich sagt mein Onkologe sogar, die kaputte Leber rafft mich noch vor dem Hirntumor dahin, was ebenfalls beruhigend ist. «Tochtergeschwulste in der Leber können Übelkeit hervorrufen», erläutert mein Buch, «Appetitlosigkeit und Gewichtsverlust wie auch den intensiven Juckreiz und die für Gelbsucht so typische Hautverfärbung ... Lebertumore, die sich sehr schnell ausbreiten, können zu heftigen Schmerzen führen.» Sich in eine matschige Zitrone zu verwandeln ist, denk ich mal, besser, als den Verstand zu verlieren.

Doch egal welcher Teil meiner siechen Anatomie zuerst versagen mag, ich bin ziemlich fertig. Am meisten schmerzt es, die Zukunft zu verlieren. Ich werde nicht da sein und applaudieren, wenn meine geliebten Babys zum ersten Mal ihren Namen schreiben; ich werde nicht zusehen, wie sie schwimmen lernen oder in die Schule gehen oder Klavier spielen; ich werde ihnen nicht «Pippi Langstrumpf» vorlesen oder ihre unschuldigen Knie küssen können, wenn sie vom Fahrrad gefallen sind. (Na schön, ich muss auch keine Kinderkacke aus der Badewanne entfernen oder «Pingu» zum 207ten Mal anschauen oder Spinatsoße vom Fußboden schrubben.) Und dann sind da noch die wirklich wichtigen Dinge: Ich werde die vierte Staffel von «ER» nicht sehen können (Werden Ross und Hathaway glücklich bis in alle Ewigkeit?); ich werde nie erfahren, ob die Schwangerschaftsstreifen an meinen Beinen ohne chirurgischen Eingriff verschwunden wären; ich habe nicht genügend Zeit, meinen Chemo-Kahlschlag zu einem Glorienschein aus Vor-Krebs-Locken auswachsen zu lassen.

Dann wäre da noch der ganze Kram, den ich jetzt erledigen muss: Die herzzerreißende Aufgabe, für Lola und Joe «Andenkenkästchen» zu füllen (wie schreibt man den definitiven Liebesbrief an ein Kind, das zum Teil nur in der Vorstellung existiert?); im Badezimmerschrank aufräumen; in Größe 40 reinpassen.

Unterdessen ist es die Härte, so in der Luft zu hängen und nicht zu wissen, wie viel Zeit mir noch bleibt. Beantrage ich eine vier- oder zwölfmonatige Befreiung von Rezeptgebühren? Stocke ich meinem Vorrat an Tages-Gesichtspeeling von Sisley auf, obwohl ich noch eine ganze Tube Nachtreinigungscreme von La Prairie habe? Darf ich mir das Recht nehmen, zum nächsten Ghost-Ausverkauf zu gehen, und wer kriegt meinen schwarzen Rock, wenn ich tot bin?

Dennoch, ich versuche, auch die schöne Seite zu sehen. Die Jahrtausendausstellung in Greenwich zu verpassen ist kein Quell größeren Kummers. Matt allein beißt das Gewissen, wenn – trotz aller Lippenbekenntnisse – Lola und Joe eines Tages doch auf eine Privatschule gehen (die «New Labour»-Akademie der Heuchelei). Und es ist eine Methode, das postfeministische «Welchen-Nachnamen-gibt-man-den-Kindern»-Dilemma zu lösen. (Seinen. Wer will schon heißen wie eine tote Postfeministin?)

Und ich habe, wenn ich so zurückschaue, nicht viel verpasst und nicht viel zu bereuen.

Mir wurde das Privileg zuteil, die Epoche von John Friedas Haarstruktur-Serum zu durchleben, das das Dasein aller kraushaarigen Frauen revolutionierte. Ich liebte meinen Matt. Wir liebten unsere Lola und unseren Joe.

Und die Zukunft wird auch ganz gut ohne mich auskommen. Okay, Matt gießt nie den Garten, sodass die Wisteria kaum das nächste Jahrhundert erleben dürfte. Außerdem steht er nie nachts auf, um die Kinder wieder zuzudecken, aber in einem Haus mit Zentralheizung ist ja noch keiner vor Kälte gestorben. Ansonsten, denke ich, wird das Leben weitergehen wie immer. Nur wird es mir so fehlen.

Leserbrief, 3. August 1997

Liebe Ruth Picardie,
ich habe gerade Ihren Artikel im *Observer* gelesen und hatte das Gefühl, ich müsste Ihnen schreiben – machen Sie sich keine Gedanken, wenn Sie es nicht schaffen, «Andenkenkästchen» für Ihre bezaubernden Kinder zustande zu bringen – sorgen Sie nur dafür, dass jemand diesen Artikel für sie aufhebt. Dann werden sie

verstehen und wissen, was für ein wunderbarer Mensch ihre Mutter ist.

Ich kann Ihnen nicht alles Gute wünschen, denn die Zeit, die vor Ihnen liegt, wird nicht leicht sein. Jedenfalls werden ich und viele andere Frauen, die Ihren Artikel gelesen haben, an Sie denken.

Sarah Briggs
London

PS. Sie müssen zum Ghost-Ausverkauf gehen!

Leserbrief, 3. August 1997

Liebe Ruth,
ich habe gerade Ihren Artikel «Before I Say Goodbye» im heutigen *Observer* gelesen und bin so bewegt, dass ich Ihnen schreiben muss.

Meine Mutter starb an Krebs (der Eierstöcke, soweit ich weiß), als sie 34 und ich 9 war (einziges Kind, 1965). Bitte lesen Sie weiter – ich nehme an, Sie bekommen Hunderte von solchen Briefen –, denn es wird kein Rührstück (na ja, höchstens teilweise). Ich möchte mit Ihren Kindern mitfühlen, die ja auch mal erwachsen sein werden, und Ihnen in aller Bescheidenheit meine Ansichten darlegen, welche Auswirkungen so ein Verlust für das Kind hat – und auch noch für den Erwachsenen.

Ich war bei der Beerdigung meiner Mutter nicht dabei – es wurde zu der Zeit – in den 60ern, die im Nordwesten Englands gar nicht so liberal waren – für «falsch» oder unangebracht gehalten. Aber es war ein dramatischer Tag – zwei Autos mit Verwandten stießen auf dem Weg von Yorkshire zusammen, und viele von ihnen mussten den Tag im Krankenhaus (wo meine Mutter gestorben war) verbringen, weswegen sie das Begräbnis verpassten. Ich verbrachte den Tag in der Schule, «damit alles so normal wie möglich war», wie es später hieß. Ich traute mich zum ersten Mal auf einen Pogostock, und der Rektor erlaubte mir eine Extrarunde, denn «heute ist ein schwerer Tag für Helen». Ich erinnere mich, dass ich danach (besonders während der folgenden drei Jahre im Internat) sehr oft aus meinem Verlust Nutzen zog, und habe deswegen immer noch ein schlechtes Gewissen.

Seit mein Vater 1969, drei Jahre nach dem Tod meiner Mutter, wieder heiratete, habe ich weder eine Diskussion noch ein Gespräch mit ihm über meine Mutter geführt, denn ich wusste, dass meine Stiefmutter gekränkt gewesen wäre (sie ist eine schwierige Frau, die meinen Vater heiratete, als sie vierzig und immer noch Jungfrau war). Muss ich mehr sagen? Sie «glaubt» noch heute, dass ich ihre richtige Tochter bin, und so habe ich jetzt erst, mit vierzig, meinen beiden Kindern (Jungs von 10 und 13) gesagt, dass sie ihre Stief-Großmutter ist.

Mein Vater übergab mich damals mit einem Seufzer der Erleichterung meiner neuen «Mom» und hat sich seither nie direkt mit mir und meinen Jungs auseinander gesetzt, sondern alles lief über seine Frau.

Mein Rat (ich habe das Gefühl, es klingt zu anmaßend, aber mir fällt kein anderes Wort ein) wäre, dafür zu sorgen, dass Sie auch nach Ihrem Tod weiterleben dürfen – wie unbehaglich sich Ihr Partner und Ihre Familie dabei auch fühlen mögen. Ihre Kinder sind so klein, dass sie in erster Linie auf die praktische und liebevolle Fürsorge eines Vaters angewiesen sind, der Ihre Existenz nicht leugnet und bereit ist, später in ihrem Leben auch schwierige und unerwartete Fragen zu beantworten (wie z. B. «Sehe ich aus wie meine Mom?», «Mochte sie Opern?» Oder gar: «Wozu lebt man eigentlich?»).

Ich empfinde es noch immer als Mangel, dass ich keine «richtige» Mutter habe, aber mir ist auch bewusst, dass ich sie ungewollt zum Inbegriff von Tugend stilisiert habe, zur Verkörperung perfekter Mutterliebe – gleichzeitig bleibt sie für alle Zeiten jünger als ich. Sie müssen in den Briefen an Ihre Kinder ein realistisches Bild von sich zeichnen – sie werden trauern, sie müssen trauern, aber wenn sie Sie als realen Menschen kennen lernen, samt allen kleinen Macken und Makeln, dann werden sie leichter darüber hinwegkommen, und Sie werden ein Leben lang in ihnen weiterleben.

Schließlich möchte ich noch sagen, dass meine Erfahrungen mit einer Stiefmutter nicht die allerbesten waren, aber wahrscheinlich rundeten sie meine Entwicklung doch mehr ab, als wenn ich «mutterlos» aufgewachsen wäre – legen Sie Ihrem Partner keine Zwangsjacke an, aber bringen Sie ihn dazu, immer die Verantwortung für seine Kinder zu tragen und sorgfältig abzuwägen, bevor er sich wieder bindet.

Allen Umständen zum Trotz bin ich ein ganz vernünftiger (? hoffentlich) Mensch geworden –

ausgebildet als Logopädin und Sprachlehrerin und sehr an Oper und Dichtung interessiert.

Es gibt ein Leben nach dem Tode.

Alles Liebe,

Ihre Helen Joy XX   Great Glen

Leserbrief, 3. August 1997

Liebe Ms Picardie,
seit ich ihn heute Morgen gelesen habe, geht mir Ihr Artikel nicht mehr aus dem Kopf. Er weckt so viele Emotionen. Denn ich schreibe von der anderen Seite des Zauns. Ich habe meinen Partner letztes Jahr verloren – in drei Wochen ist es schon ein Jahr her. Ich kann es kaum glauben. Manchmal kommt es mir vor wie eine Ewigkeit. Und dann wieder scheint es erst gestern geschehen zu sein. Er war 35. Ich bin 34.

Der Unterschied ist, dass es in seinem Fall so plötzlich kam. Eines Morgens war er noch da, radelte guter Dinge zur Arbeit. Als ich ihn dann wieder sah, lag er tot in einem Nebenraum der Notaufnahme des Krankenhauses. Ein Asthma-Anfall, so stark, dass weder sein Inhalator noch irgendwelche Hilfe im Krankenwagen oder in der Notaufnahme ihn retten konnten. Dabei hatte er gar kein schlimmes Asthma.

Wenn Sie also davon sprechen, dass es «am meisten schmerzt, die Zukunft zu verlieren», weiß ich sehr genau, was Sie meinen.

Ich bin so froh, dass Sie die Kinder haben. Wir waren noch immer in der Diskussionsphase – zu viele andere Verpflichtungen, er studierte usw. Aber als ich Ihren Artikel las, wurde mir klar, warum da so ein Kloß in meiner Kehle ist, wenn ich kleine Kinder sehe – meine Freunde sind jetzt gerade in dem Alter, wo sie welche kriegen. Wenn der geliebte Mensch von einem geht, möchte man es entweder ganz wegdrängen, oder man will sich an alles Mögliche klammern. Erinnerungen bedeuten zwar eine Menge, aber sie sind nicht zu vergleichen mit lebendigen Wesen, die man behüten kann, aufziehen und sich entwickeln sehen.

Nun, ich möchte Sie keinesfalls mit meinem Brief auch noch belasten – das wäre das Letzte, was Sie brauchen. Es geht mir um die Tapferkeit und den Humor, die aus Ihrem Artikel sprechen. Das ist wunderbar.

Ich weiß nicht, was ich zu diesem «in der Luft hängen» sagen soll. Ich frage mich oft, was wir wohl getan hätten, wenn uns noch eine weitere Stunde, ein weiterer Tag, eine weitere Woche geblieben wären. Wenn es nur noch eine Stunde gewesen wäre, hätte ich ihn festgehalten und festgehalten und festgehalten und festgehalten und geweint. Bei mehr als nur einem Tag wäre es wohl wie ein Wochenende geworden – Herumwerkeln, Gartenarbeit, ein Besuch in unserem Lieblings-Pub. Keine großartigen Flüge mit der Concorde oder sonstige Extravaganzen. Einfach nur beisammen sein.

Ihre Kinder werden immer wissen, was für eine besondere Mutter sie hatten. Geringer Trost, ich weiß, dafür, dass Sie nicht mehr da sein werden. Aber das Leben ist manchmal grausam, und vor dieser Tatsache gibt es kein Entrinnen. Die Erinnerung an Sie wird immer lebendig bleiben, in den Gedanken Ihres Matthews, Ihrer Freunde. Nichts wird je wieder für sie sein wie zuvor. Aber Ihre Liebe bleibt stets gegenwärtig. Und die Geschichten, die alle zu erzählen wissen, werden Ihren Kindern ein Bild vermitteln. Und das wird ihnen helfen. Die Vorstellung, dass Sie sie glücklich sehen möchten – so wie mein David es ganz sicher für mich wollte –, wird Ihre Familie anfangs vor eine harte Bewährungsprobe stellen. Aber wenn ich Ihren Artikel lese und versuche, mir Ihre Familie vorzustellen, weiß ich, dass sie es schaffen werden, auch wenn es eine Zeit dauert. Und Zeit haben sie ja.

Womit kann ich also diesen Brief schließen? Ich wünsche Ihnen Kraft. Kraft, die verbleibende Zeit zu genießen und zu schätzen. Mut, lästige Haushaltspflichten einfach sausen zu lassen und das, was Sie mögen, mit denen zu tun, die Sie mögen. Wie Sie uns inspiriert haben mit dem, was Sie schreiben, so werden Sie auch Ihre Familie inspiriert haben, nach vorn zu blicken und weiterzumachen.

Mit den allerbesten Wünschen,
Susanna Harris
Twickenham

Leserbrief, 3. August 1997

Liebe Ruth,
ich fühle mich aufgerufen, Ihnen zu schreiben, nachdem ich Ihren tief bewegenden Artikel «Before I Say Goodbye» gelesen habe.

Mein Sohn Gary McCallion starb am Sonntag,

dem 29. Januar 1995, zu Hause. Ich hielt seine Hand und sprach mit ihm, als er friedlich einschlief. Er war am 28. Dezember 1994 24 Jahre alt geworden. Gary hatte Hodenkrebs mit Metastasen im Magen, in der Lunge und schließlich auch im Gehirn. Garys Tapferkeit, seine Würde und sein Sinn für Humor blieben unvermindert bis zum Tag seines Todes. Aus Ihrem Artikel geht deutlich hervor, dass Sie dieselben Eigenschaften haben, und eben das hat mich intensiv berührt. Für diejenigen unter uns, denen es vergönnt ist, so wundervolle Menschen in ihrem Leben zu haben, ist das ganz gewiss ein Privileg.

Bitte glauben Sie nicht, dass Sie irgendwann verblöden. Garys Hirntumor verursachte leichte Verwirrungen, wenn er müde war. Einmal versuchte er zu telefonieren und beklagte, dass die Wahlwiederholung nicht funktionierte. Ich sagte: «Gary, das ist doch die Fernbedienung für deinen Fernseher», und wir mussten beide lachen. Gary sagte: «Du kennst mich doch, Mom, ich bin ein bisschen schusselig.» Und ich sagte, damit würde er mir von Tag zu Tag ähnlicher, und wir mussten wieder lachen. Er studierte Mathematik, aber fand, er sei schon immer ein bisschen vergesslich gewesen. Das war alles, Sie können es mir glauben, schlimmer wurde es nicht.

Das Wunder, um das ich für Gary betete, kam nicht in Gestalt der Heilung, die ich mir so inständig für ihn wünschte. Er verbrachte eine Woche im Bristol Cancer Help Centre. Als er wieder heimkam, vermittelte er uns, inneren Frieden gefunden zu haben. Er war zudem überzeugt, er werde «wiederkommen».

Vielleicht könnte die Bristol-Methode auch Ihnen helfen.

Ruth, Sie werden in Ihren wundervollen Kindern Lola und Joe weiterleben, sie werden Sie niemals vergessen. Sie haben eine Zukunft, auch wenn sie nicht so aussieht, wie Sie sie sich gewünscht haben. Jeder, der Sie jetzt liebt, wird Sie auch weiterhin lieben. Jeder, dessen Leben Sie berührt haben, wird empfinden, dass es ärmer geworden ist, wenn es Sie nicht mehr gibt.

Priscilla Hunter
London

Leserbrief, 4. August 1997

Liebe Ruth,
ich dachte, ich schreibe Ihnen ein paar Zeilen, um zu sagen, dass ich finde, Ihre Kolumne «Before I Say Goodbye» ist wunderbar geschrieben, und dass Sie phantastisch tapfer und beherzt sind – auch wenn Sie es nicht so sehen. Ich habe versucht, an die 4. Staffel von «ER» ranzukommen, damit Sie sich auf den neuesten Stand bringen könnten, was die Liebeshändel zwischen dem großartigen George und Schwester Hathaway betrifft, aber leider ist die Staffel noch nicht bei Channel 4 eingetroffen. Zum – eher mageren – Trost lege ich die 1. Episode (Spielfilmlänge) bei. Ich bring's nicht übers Herz, sie mir anzusehen, denn sie macht doch nur schmerzlich bewusst, dass Susan Lewis* die Serie (und daher auch mich!!) im Stich gelassen hat. Ich hoffe, Sie haben Ihren Spaß.

Wenn ich mir noch irgendwelche anderen Sendungen von C4 für Sie abstauben soll, scheuen Sie sich nicht, es mir mitzuteilen. Nennen Sie es einen Dank dafür, dass Sie so wunderbar schreiben.

Mit den allerbesten Wünschen,
Benjie Goodhart
Channel 4, London

Leserbrief, 4. August 1997

Liebe Ruth Picardie,
ich hoffe, Sie werden den Andenkenkästchen Ihrer Kinder auch Ihren Artikel aus dem *Observer* (3. August) beifügen. Ich glaube, der wird den beiden einen Eindruck von Ihrem Geist und Witz, von Ihrer Courage, von Ihrem Schmerz und von Ihrer unerschütterlichen Liebe zu ihnen vermitteln. Darüber hinaus werden sie erkennen, dass ihre Mutter eine vorzügliche Autorin war, die auf dem Höhepunkt ihres Könnens stand.

Ich selbst befinde mich in der Remission einer Brustkrebserkrankung. Ich bete weiterhin für Sie um ein Wunder (die geschehen!). Sollte es sich nicht einstellen: Unmengen guter Medikamente und all die Liebe, die Sie verdienen.

Licht und Liebe sendet Ihnen
Sheila Hancock
London

PS. Denken Sie nicht einmal daran zu antworten.

Dies ist ein vertraulicher, nicht zur Veröffentlichung gedachter Brief an Ruth. Die Autorin hat jedoch freundlicherweise zugestimmt, dass er hier abgedruckt wird.

Leserbrief, 4. August 1997

Liebe Ruth,
ich habe Ihren Artikel gestern Abend gelesen und heute Morgen nochmal. Er bewegt mich mehr, als ich sagen kann. Ich hatte eine Freundin namens Hellyn, die unter Krebs mit der gleichen Ausbreitung litt; als sie starb (ohne große Schmerzen), waren ihre kleinen Mädchen 5 und 3. Ich besuche die beiden jeden Sommer, und obwohl es manchmal traurig stimmt, in ihren Gesichtern Hellyn wieder zu erkennen, bin ich doch froh, sie weiterhin sehen zu können und – durch sie – auch meine Freundin.

Ihr Artikel ist tapfer und geistreich, und unerträglich traurig. Ihre Babys sind noch so klein. Ich weine, während ich das hier schreibe – Sie alle verlieren so viel, worauf Sie allen Anspruch gehabt hätten. Nützt es irgendetwas oder ist es nur lästig, wenn ich Ihnen sage, dass ich nach dem gleichzeitigen Tod meiner Eltern (bei einem Autounfall im Oktober 1992) die absolute Gewissheit gewann, dass sie ein künftiges Leben begannen – ein Leben, an das ich zuvor nie geglaubt hatte? Noch nach fast fünf Jahren erinnere ich mich, wie intensiv ich ihren Geist bei mir spürte – das hat mir einen großen Teil meiner Angst vor dem Tod genommen, und ich schreibe das hier in der schwachen Hoffnung, ein wenig von dieser Gewissheit an Sie und Matt weitergeben zu können.

In Liebe,
Ruth McCarthy
London

Leserbrief, 4. August 1997

Liebe Ruth,
ja, es gibt auch in diesem Teil der Welt Frauen mit Brustkrebs – wenn man sich so anschaut, wie sehr es hier an Hilfsinstanzen und -mitteln fehlt, besonders an Selbsthilfegruppen und «Drop-in»-Zentren (das gilt für alle Krebspa-

tienten), würde man es wirklich kaum für möglich halten!!

Ich habe mir Ihre Artikel an die Bürowand gepinnt, denn sie erhalten mich aufrecht und bringen mich zum Lachen / Weinen / Schreien vor Angst (Nicht Zutreffendes bitte streichen). Den ersten habe ich an die örtliche Brustkrebs-Betreuerin geschickt – die meinte, sie würden nützlich sein für einige «Damen» (den nächsten, der mich «Dame» nennt, bring ich um). Ich vermute, sie dachte, der *Observer* sei irgendwie zu einer medizinischen Fachzeitschrift geworden und müsse daher unter allen Umständen vor denjenigen versteckt werden, die in Panik ausbrechen könnten, wenn sie den Artikel zu Gesicht bekämen. Sie hatte offensichtlich vergessen, dass Frauen mit Brustkrebs Sonntagszeitungen lesen können, ohne dass die vorher zensiert werden.

Bei mir hat man im April dieses Jahres «Brustkrebs vom inflammatorischen Typ» diagnostiziert. Das ist eine seltene und «unberechenbarere» Art im Vergleich zum normalen (normalen????) Brustkrebs. Es besteht eine dreißig- bis vierzigprozentige Chance, dass ich noch fünf Jahre schaffe – kommt Ihnen das bekannt vor? Ich kriege im Moment Chemo und sehe deswegen aus wie eine Mischung aus einer fetten Kriegsgefangenen und einem gerupften Huhn – hab mich von meinen Teilen «da unten» losgesagt, denn ohne Haare sehen sie nicht so aus, als gehörten sie zur Familie.

Welche Ironie, dass ich als leitende Angestellte im Health Service arbeite und früher mal als Krankenschwester auf palliative Betreuung spezialisiert und für Krebs-Selbsthilfegruppen zuständig war – daher kennen mich alle, die mit dem Versorgungsdienst für Krebskranke zu tun haben, und zudem bin ich beteiligt an der Schaffung lokaler Krebs-Betreuungsdienste. Daher kann es manchmal echt schwierig sein – ich bemerke, wie Leute, die ich kenne, blass werden und wohl auch feuchte Hände bekommen, wenn sie mich sehen. Ich habe eben die große Kluft zwischen professionellem Betreuungspersonal und Patienten überschritten, und das verwirrt alle, mich eingeschlossen.

Aber gut – ich kann Sie schon schnarchen hören. Es ist toll, Ihre Artikel zu lesen – vor meiner Diagnose hatte ich auch all die AIDS-Märtyrer satt, die einen Bonus auf Filmrechte / TV-Programme bekamen und auf Platz in Magazinen / Zeitungen. Ich hoffe, mein Scherflein im guten alten East Yorkshire beitragen zu können – aber man ist hier definitiv nicht auf widerborstige / herausfordernde / aufdringliche (Nicht Zutreffendes streichen) Patienten eingerichtet.

Ich weiß, dass wir einander wahrscheinlich nie begegnen werden – aber ich werde wie Sie weiterhin voller Zorn dagegen ankämpfen, dass das Licht verlöscht. Danke Ihnen.

Alles Liebe für Sie und die Ihren,
Yvonne xxx
Hull

PS. Irgendwie hab ich's mit Alan Rickman – ständig stelle ich mir vor, ich treffe ihn im Zug auf dem Weg ins Bristol Cancer Centre. Dummerweise hat die Chemo aus mir keine ätherische Schönheit gemacht – eher eine khakifarbene Version vom Michelin-Männchen.

Leserbrief, 4. August 1997

Liebe Ruth,
ich habe Ihren Artikel im heutigen *Observer* gelesen und war zutiefst bewegt. Er zählt zu den besten journalistischen Arbeiten, die ich in den letzten Jahren gesehen habe: bittersüß mit schwarzem Humor und Würde in genau der richtigen Mischung. Wenn ich je einen 800-Wörter-Artikel schriebe, der (auch handwerklich) so perfekt wäre, würde ich das an sich schon als eine Leistung sehen. Es jedoch in Ihrer Lage fertig gebracht zu haben ist schier unglaublich.

Das macht es umso schwerer, diesen Brief zu formulieren. Ich kann absolut keine Anmerkung zum Kern des Artikels machen, außer dass er – beim Vater eines dreijährigen Jungen und drei Monate alten Mädchens – einen besonders empfindlichen Nerv getroffen hat.

Zweifellos werden Sie sich nicht daran erinnern, aber Sie waren das erste Mädchen, das ich je geküsst habe. Wir waren in unserem ersten oder zweiten Jahr in der «Phil und Jim», und daher muss es ungefähr 1969 gewesen sein. Es war mitten im Winter, und Justine spielte auf dem Teppich vorm Kaminfeuer, als mein

Vater kam, um mich abzuholen. Während er sich mit Ihrer Mutter unterhielt, verkrochen wir uns hinters Sofa und umarmten uns verstohlen. Die nächsten drei oder vier Monate waren wir die besten Freunde. Dann verloren wir uns aus den Augen, entzweit durch das verschiedene Geschlecht und wahrscheinlich auch die Schulen (ich glaube, Sie gingen dann in die «High» und ich auf «Bishop Kirk» und «Abingdon»).

Theoretisch muss uns das Leben dann in Cambridge wieder zusammengebracht haben (ich war von 1982 bis 1985 am Trinity College), aber miteinander gesprochen haben wir dort nie. Seither habe ich stets nach Artikeln mit Ihrem Namen Ausschau gehalten und alles mit Interesse und zähneknirschendem Respekt gelesen (es ist immer schwer, sich einzugestehen, dass ein anderer über mehr Können verfügt als man selbst). Als ich heute Ihren Artikel las, sah ich mich jedoch zum Handeln veranlasst, und nachdem ich mich bei Emily Bell vergewissert hatte, dass Sie es tatsächlich sind, wollte ich Ihnen weniger mein Bedauern aussprechen, als vielmehr zu einem in der Tat perfekten Artikel gratulieren.

Bitte machen Sie sich nicht die Mühe zu antworten – Sie brauchen Ihre Zeit für weit wichtigere Dinge –, aber ich hoffe, dass es Ihren Lebensmut vielleicht ein wenig stärkt, wenn Sie erfahren, welch starken Eindruck Sie heute gemacht haben.
Mit Liebe und Mitgefühl,
Daniel Butler
Nantmel bei Rhayader

E-Mail von India, 5. August 1997

Liebste Ruth,
wichtigste Nachricht der Woche ist, dass wir definitiv umziehen. Kann mich nicht erinnern, ob ich dir schon von klotzigem Haus in mieser Straße erzählt habe – jedenfalls hoffen wir, bis September, so Gott will, drin zu sein. J war ursprünglich heftigst dagegen, in einer so miesen Straße zu wohnen, doch ich hab ihn bequatscht. Aber echt, es ist eine Gegend, in die Leute mit schicken Autos nicht zu Besuch kommen können, weil man ihnen die Reifen aufschlitzen würde.

Seit kurzem habe ich ziemlich vehement das Trinken wieder entdeckt. Ich liebe es einfach, angeschickert zu sein. Warum das so ist? Ich denke, es liegt an meinem Drang, eine flotte Mieze zu sein. Bisher sind meine beiden Wege zum Miezentum (a) viele Drinks und (b) tonnenweise Make-up gewesen. Meinst du, es handelt sich um eine Art Anfang-30-Lebenskrise? Ist aber 'n Riesenspaß. Hab außerdem massenweise Rendezvous mit ungefährlichen, d. h. total unattraktiven, aber flirtwilligen Männern. Ein Jammer, dass ich noch immer so feist bin.

Mein Gott, was für eine langweilige E-Mail – wie Mogadan in Menschengestalt. Werde morgen was Interessantes und Amüsantes schreiben.

ALLES LIEBE, I xxx

PS. Nicht gerade ungemein passend unter diesen Umständen, aber ich muss dir einfach die letzten Worte dieses Mannes mitteilen, denn ich pinkel mir vor Lachen in die Hose. Er hieß Ronald Knox, berühmter Priester am Oxford College in den 30ern, und E. Waugh schrieb 1956 seine Biographie. Jedenfalls lag Ronald Knox im Sterben & hatte seit Wochen kein Wort mehr gesagt. Jemand saß bei ihm und hielt seine Hand, und dieser Jemand sagte: «Soll ich Ihnen aus dem Neuen Testament vorlesen?», ohne eine Antwort zu erwarten, denn RK hatte ja schon ewig kein Wort mehr rausbekommen. Doch RK schrie plötzlich laut und eindringlich «Nein!» Dann besann er sich seiner guten Manieren und sagte, so Waugh, «in der Ausdrucksweise seiner Jugendjahre»: «Gleichwohl – famose Idee, altes Haus!» Und dann starb er.

Leserbrief, 8. August 1997

Liebe Ms Picardie,
ich bin tief bewegt von Ihrem Tagebuch im *Observer*. Ich könnte noch mehr sagen, aber ich erspare Ihnen die ungebetene Sentimentalität einer Fremden ...

Was ich aber erwähnen wollte, ist, dass ich ein Foto von Ihnen aus der *Style*-Beilage des *Guardian* von vor einigen Jahren immer vor Augen habe: Sie tragen den schwarzen Ghost-Rock (diagonal geschnitten?), Birkenstöcke und eine schwarze Jacke, und Sie zeigen, wie man auch in der Mode-Wüste, die da heißt: «Ich habe gerade ein Kind bekommen», cool und angesagt aussehen kann.

Ich habe nie zurückgeblickt. (Und ich habe nie die Pfunde verloren.)

Machen Sie so weiter mit dem Weitermachen. Ihre Worte sprechen Bände.
Fiona Smith
Thornton Heath

Observer Life, 10. August 1997

Seit vergangenen Oktober bei mir Krebs diagnostiziert wurde, habe ich (a) schlecht geschlafen wie nie, (b) mehr Zeit beim Friseur verbracht als je zuvor, und (c) schlagartig an Beliebtheit gewonnen. Ich meine, mein Adressbuch war schon früher ziemlich voll, aber während der vergangenen neun Monate habe ich diverse örtliche Floristen vor der Pleite bewahrt. Menschen, die ich seit Jahren nicht mehr gesehen habe, wollen mich zum Lunch ausführen. Das Telefon läutet unentwegt.

Gewiss, das ist alles sehr schmeichelhaft, wenn Matt auch im November mäkelte, der Küchentisch sähe zu sehr nach Friedhof aus. Ich schätze, das ist die typische irrationale Männerreaktion, denn meine Freunde haben zu viel Geschmack, um mit Nelken aufzuwarten. Lunch ist meine Lieblingsmahlzeit (abgesehen von Frühstück und Tee), also war's toll, obwohl schlecht für die Linie. Und es tut immer gut, sich zu unterhalten.

Aber so war es nicht immer. Letztes Jahr erst erschien eine enge Freundin nicht zu meinem

Geburtstagsessen. (Ich war leicht verbiestert, bis das Eis zum Nachtisch serviert wurde.) Einige tauchten auch ominöserweise bei der Party zum ersten Geburtstag der Kinder nicht auf; ich gelobte, nie wieder ein Wort mit diesen fern gebliebenen Gästen zu wechseln. Einladungen zum Abendessen waren selten, aber es gab ja «Friends» und «ER» und viele, ähem, *bewusst* genutzte Stunden daheim mit Matt.

Im Oktober wurde ich dann krank. Und zwischen all den Mammographien, Knochen-Szintigrammen, all den Blutuntersuchungen und Röntgenaufnahmen des Brustkorbs gab es einen plötzlichen Schwall von Einladungen zu Buchpräsentationen, Wochenendveranstaltungen, Theaterpremieren. Am Freitag, dem 25. Oktober, sagte ich zwei Lunch-Einladungen ab, ging zu einer Filmvorführung und aß zu Abend im Oxo, das gerade erst eröffnet hatte und daher noch angesagt war. Am Sonnabend, dem 2. November, schaffte ich es nicht zu zwei Feuerwerken und einer schicken Geburtstagsparty zum 30., konnte mich aber zu einem Lunch am folgenden Tag aufraffen. Und meine neue Popularität verpuffte nicht etwa nach vier Wochen. Erst letzte Woche hatte ich zwei Einladungen zum Lunch (einer davon angesagt), eine zum Tee (bin nicht hingegangen), eine zu einem semi-angesagten Dinner, und dann war ich noch zum selbst gekochten Abendessen bei einer Freundin in Elephant & Castle (nicht angesagt).

Auch völlig Fremde geben sich verblüffend plumpvertraulich. Kürzlich bei einer Taxifahrt ins Westend (auf welche Weise sollte ein unheilbar krankes Mädel auch sonst zum Lunch eintreffen?) fing der Fahrer zu schleimen an – nun, ich würde ja flirten sagen, wenn ein Fleischklops flirten könnte –, kaum dass ich mich gesetzt hatte. Ich lebte doch gewiss allein, oder? Ich sei doch wohl eine Lady für gewisse Stunden, oder? Als ich mich schließlich für die ganz subtile Methode entschied und sagte, ich sei verheiratet, hätte zwei Kinder und letalen Krebs und, nebenbei gesagt, die Hormone und Steroide seien der Libido auch nicht gerade bekömmlich (kleiner Scherz), wurde mein Chauffeur nur noch aufgeregter und fing zu jiepern an: «Boah! Ich an Ihrer Stelle würde ausrasten! Keine Sorge mehr wegen AIDS und keine Plage mit Kondomen!»

Warum all dies Interesse an kranken Menschen? Ich hab die Erfahrung gemacht, dass ich möglichst großen Abstand zu ihnen halten möchte. Bei meiner ersten Chemo-Dosis platzierte man mich auf der Station neben eine völlig fertige ältere Dame, die an ein Sauerstoffgerät angeschlossen war und deren Gesundheitsfürsorge-Turban ständig vom schmachvoll schimmernden Glatzkopf rutschte. Als ich Strahlentherapie bekam (sechs Wochen lang täglich), hatte ich meine Termine immer wieder zur gleichen Zeit wie eine andere ältere Dame, die anscheinend nur noch mithilfe eines überaus feuchten Hustens kommunizieren konnte, der durch einen Schlauch in ihrem Hals gefördert wurde. An richtig schlimmen Tagen hielt sich zudem ein apathischer junger Mann im selben Wartebereich im Untergeschoss auf, wurde von Pflegern auf die Station geschoben und auch wieder weggebracht, die Gummischürzen und Gummihandschuhe trugen, weswegen ich auf Krebs plus irgendeine oberscheußliche Infektionskrankheit tippte. Unglücklicherweise bewirkte all dies Leid nicht, dass ich meinen Gesundheitszustand in einem positiveren Licht sah, noch erfüllte es mich mit Sympathie für andere. Es machte mich krank, unheroisch und ängstlich. Mami, bitte nimm das weg. (Ich bin darauf gefasst, dass meine Kinder dasselbe sagen, wenn ich im Hospiz verröchle.)

Ich kann nicht glauben, dass meine Beliebtheit einfach der Tatsache zuzuschreiben ist, dass ich noch nicht so gruselig aussehe wie meine Mitpatienten (Sie sollten mich allerdings mal ohne Schamhaare sehen). Noch kann es an meiner ehemaligen Nettigkeit liegen, denn mit der hab ich doch noch nicht mal bei Geburtstagsessen Eindruck schinden können. Und ganz gewiss bin ich gegenwärtig keine besonders angenehme Gesellschaft, denn eine unheilbare Erkrankung ist wie PMS hoch 10.

Einige Leute haben, glaube ich, den Eindruck, dass Krüppel ihnen dabei behilflich sein können, in den Himmel zu kommen, und zu denen gehört meine spät berufene ehemalige Lehrerin, die mir diese Woche ein Buch schickte mit «wahren Lebensgeschichten von Christen, die sämtlich Tragödien der einen oder anderen Art erleben mussten ... und die alle Hoffnung aus ihrem Leid geschöpft haben, weil sie wussten, dass Gott zuallererst gelitten hat». In einem beigelegten Brief forderte sie mich in aller Dringlichkeit auf, ich möge in dieser so schwierigen Zeit dem Frieden Gottes Eingang in mein Herz gewähren. Ihr kann ich nur sagen, bedaure, Miss, aber ich war diejenige, die «666» in die Pulte geschnitzt hat, ich bin noch immer Halbjüdin (bedauerlicherweise die falsche Hälfte), und es dräut auch keine Bekehrung auf dem Totenbett, trotz der grausigen Sensenmann-Anzeige von Virgin.

Schlimmer als die Gott-Bemüher sind die Verkehrsunfall-Spanner, die unheilbare Krankheiten anscheinend aufregend finden, die Säkularsamariter auf der Suche nach einem Glorienschein. He, ich bin Ihnen vor drei Jahren mal über den Weg gelaufen, aber können wir nicht zusammen lunchen, damit ich mir so richtig toll vorkommen kann, wenn ich Ihren Nachruf lese? Ja, ich weiß wohl, dass wir uns vor vier Jahren aus den Augen verloren haben, aber darf ich wieder Ihre beste Freundin sein, damit mich beim Begräbnis alle bedauern?

Es reicht. (Nicht vergessen, was ich über PMS hoch 10 gesagt habe.) Ich vermute, den meisten meiner Freunde tun Matt, ich und die Kinder einfach schrecklich Leid, und sie möchten auf ganz banale Weise helfen. Und dafür werde ich ihnen ewig dankbar sein. Die vielen Blumen, Briefe und Karten haben mich zu Tränen gerührt. Und die Pralinen waren ein größerer Trost, als ich sagen kann.

Leserbrief, 10. August 1997

Liebe Ruth Picardie,
Ihre Kolumnen im *Life*-Teil des *Observer* sind inzwischen sonntagmorgens meine erste Lektüre. Sie sind journalistisch einfach wundervoll und haben zweifellos viele Menschen wie mich berührt, obwohl wir Sie doch gar nicht kennen.

Es gibt zwei ganz spezielle Gründe, warum Ihre Artikel für mich so interessant sind. Erstens einmal wurde bei einer guten Freundin von mir in fast demselben Alter und sehr ähnlichen Lebensumständen vor dreieinhalb Jahren Eierstockkrebs diagnostiziert. Sie hat keine realistischen Heilungschancen, und daher habe ich mich in dieser Zeit bemüht, sie zu besuchen, sooft es geht, weil ich weiß, dass dazu bald keine Möglichkeit mehr sein wird. Ich glaube, das ist der Grund, warum Sie so beliebt sind, wie Sie es ausdrücken – Menschen, die Sie mögen und lieben, möchten möglichst viel Zeit mit Ihnen verbringen, solange es noch geht.

Der andere Grund ist, dass ich selbst auch Brustkrebs gehabt habe. Ich hatte im März eine Mastektomie und mache gegenwärtig eine Chemotherapie als prophylaktische Maßnahme, um ein eventuelles Wiederauftreten verhindern zu helfen. Die ganze Angelegenheit ist zwar die bei weitem schlimmste Erfahrung meines Lebens, aber ich verdiene nicht im selben Maß Mitgefühl wie Sie, denn ich habe (1.) eine gute Heilungschance, (2.) ältere Kinder und (3.) schon 52 Lebensjahre hinter mir.

Dennoch, es gibt da ein paar kleine (wenn auch keineswegs banale) Dinge, für die Sie dankbar sein können. Erstens haben Sie nicht wie ich eine Brust und Ihr Haar verloren. Zweitens ist Ihr Ehemann offenbar einer von den «neuen Männern» – Ihre Wisteria überlebt vielleicht nicht, aber Ihre Kinder werden es tun. Drittens sind Sie, anders als ich, eine erfolgreiche und begabte Journalistin, die unterhaltsame, lustige, tief schürfende und kluge Artikel schreibt – und so werden Sie Ihren Kindern und der Welt vieles hinterlassen, was an Sie erinnert.

Wäre ich gläubig, würde ich ganz sicher für Sie beten, aber ich kann nicht einmal für mich selbst beten. Was ich Ihnen wünsche, ist dasselbe, was ich auch mir wünsche – ein Leben, wie kurz oder wie lang auch immer, das so glücklich wie möglich verläuft, und einen Tod, egal ob nah oder fern, der friedvoll ist. Versuchen Sie, noch so viel Freude zu finden, wie es geht.

Mit den besten Wünschen,
M. H., London

Leserbrief, 11. August 1997

Liebe Ms. Picardie,
im Laufe der letzten paar Wochen haben mich Ihre Aufzeichnungen der Erfahrung mit dem Krebs mehr bewegt als alles, was ich je zuvor gelesen habe. Ich wollte schreiben, um Sie wissen zu lassen, dass ich ungeheuer beeindruckt bin von Ihrer Ehrlichkeit und Ihrem Verzicht auf Schwafelei und falsches Heldentum. Ich habe vor, Ihre Artikel zur Pflichtlektüre für diejenigen unter meinen Studenten zu machen, die sich der medizinischen Betreuung von Sterbenden widmen wollen. Da Sie offenbar fürs Erste genügend Konfekt haben, um weiterzumachen, kann ich Ihnen nur meinen Dank für Ihr Tage-

buch aussprechen und meine besten Wünsche für Ihre Familie senden. Obwohl ich Sie nie kennen lernen werde, möchte ich sagen, dass Sie mir fehlen werden, wenn Sie einmal nicht mehr sind.

   Mit den besten Wünschen
und hochachtungsvoll,
Ihr Dr. Paul Keeley
Glasgow

Observer, Life, 17. August 1997

Auf dem Tisch neben mir, wahllos zusammengesammelt aus diversen Schränken, befinden sich halb leere Gläser mit: Q 10 Antioxidantien (zweimal täglich eine Tablette); Kapseln mit emulgiertem Leinsamen (dreimal täglich); Vitamin C Extra (zweimal täglich zwei Tabletten); Pycegenol-Kapseln (zweimal täglich) und mysteriöse Pillen mit den Initialen WAAC (zwei Tabletten täglich). Daneben befinden sich Ampullen mit Knochenmark- und Haiknorpel-Lösungen (je zehn Tropfen dreimal täglich). Außerdem wären da noch ein Päckchen Kalium und eine Hand voll nicht weiter ausgewiesener homöopathischer Heilmittel (eins von jedem pro Tag). Das ist, ich schäme mich, es einzugestehen, nur ein kleiner Teil der Komplementärmedizin-Panik, die ich in den vergangenen zehn Monaten mitgemacht habe.

Ich begann im Oktober mit dem Besuch bei einem so genannten Komplementär-Guru, der mit Sicherheit nichts dagegen haben dürfte, wenn ich ihn Dr. Scharlatan nenne (seine todschicke Klinik in London schloss über Nacht; er ist inzwischen verschwunden). Zuerst brachte er mich dazu, die oben erwähnten Ergänzungsmittel einzunehmen, von denen ein Teil jetzt hier unaufgebraucht auf dem Tisch lauert und mein Gewissen belastet, sowie ein Getränk namens «Yeastone» zum Preis von 275 Pfund, das den halben Kühlschrank beanspruchte. Dann ließ er mein Blut von einem deutschen Professor analysieren, der mich warnte, raffinierter Zucker sei Gift, und mir riet, eine komplizierte Diät anzufangen (Essig schlecht, Forelle gut, drei Tage alte Eier am allerbesten). Schlussendlich schloss er mich mit einem Computerexperten-plus-Homöopathen zwecks einer Bicom-Therapie kurz: Durch die Verdrahtung mit einem Laptop luden sich meine Zellen positiv auf. Glaube ich.

All das mag sich lächerlich anhören; aber wenn die Krankenhaus-Glatzköpfe dir trocken mitgeteilt haben, dass der Nutzen der Behandlung nur in einer «Überlebenschance von 50:50» besteht, dann möchtest du die Quote verbessern, egal wie. Das reine Vergnügen ist die Komplementärmedizin jedoch nicht (hauptsächlich deshalb, weil Chips verboten sind). Mit Grauen denke ich daran, was ich für Dr. Scharlatan und seine Freunde ausgegeben habe: Sein Grundpreis war schon 2500 Pfund. Und obwohl ich sein Angebot von Sauerstoffgaben in niedrigen Dosen ablehnte (Gerätmiete 150 Pfund die Woche, Beratungshonorar 75 Pfund) und eine fünfwöchige Kur mit intravenösen Injektionen zweimal die Woche ebenfalls, wurde die Behandlung zu einer riesigen Belastung. Im Februar war ich derart zapplig, welche Pillen ich denn nun nehmen sollte, warum ich kein Müsli aus Frischkorn essen durfte und ob das «Yeastone», für das im Kühlschrank kein Platz mehr war, im Garten aufbewahrt werden durfte oder nicht, dass ich beschloss, die ganze Sache aufzugeben.

Das war aller Wahrscheinlichkeit nach eine kluge Entscheidung. Schließlich war ich doch der Komplementärmedizin und dem alternativen Lebensstil immer mit Zynismus begegnet und wäre mir für den primitiven Journalistentrick, sich in einen Tantra-Yoga-Kurs einzuschleichen, keineswegs zu schade gewesen. Ich war die Frau, die das Kinderkriegen nach den Grundsätzen «natürlicher Geburt» absolut in den Sand gesetzt hatte (Geburtseinleitung, Geburtsbecken nicht benutzt, vier CTGs, zwanzigstündige Wehen, Geburtsstillstand, Pethidin, Epiduralanästhesie, Kaiserschnitt, Krankenhauskoller). Ich bin auch die Person, deren Schweißfüße gegen Teebaumöl immun geworden sind. Was sollte alternative Gesundheitsfürsorge mir schon nützen?

Und doch kennt die panische und verzweifelte Hoffnung eines krebskranken Mädchens keine Schranken. Freunde und Familie waren ebenfalls wild zur Hilfe entschlossen. Deswegen ächzen meine Regale unter New-Age-Büchern: «Haie kriegen keinen Krebs», «Leben, Lieben und Heilen» (geschrieben von einem weisen Gnom mit magischen Händen); «Leben mit vollem Risiko» (inspirierendes Foto eines hohen Berges); «Spontanes Heilen» (verfasst von Mann mit Bart).

Was sollte ich also tun? Mich konventionell vergiften lassen, eingestehen, dass Leinsamen und Bücher von Männern mit Gesichtsbehaarung nichts für mich sind? Nicht doch, Dummerchen. Ich begann ein wöchentliches Behandlungsprogramm mit chinesischen Kräutern und Akupunktur (50 Pfund die Woche), welches verlangte, dass ich rosskurmäßig vierundzwanzig Tabletten täglich hinunterwürgte und so viel grässlichen Tee trank, wie mein Magen ertrug. Ich hielt sechs Monate durch, weil ich einmal Prinzessin Diana schlank und chic die Klinik hatte verlassen sehen und daher annahm, ich sei in guten Händen.

Als reichte das nicht, begann ich dann mit meinen Besuchen bei einem Heiler, zuerst in London mit einer Gruppensitzung in Krematoriumsatmosphäre (Plastikblumen an der Wand, intergalaktische Orgelmusik im Hintergrund). Dann wurde mir eine Reihe Privataudienzen auf dem Landsitz des Heilers offeriert; nur 50 Pfund plus Mehrwertsteuer, tosende New-Age-Musik und eine Fahrt von zwei Stunden hin und zwei Stunden zurück. Ein Heidenspaß!

Glücklicherweise bin ich jetzt zur Vernunft gekommen. Die Kosten, der strapaziöse Behandlungstrott, das Gefühl des Versagens (ich vergaß ständig, Mineralwasser mitzubringen, um geheilt zu werden; ich «verlor» immer wieder meine chinesischen Kräuter) hatten daran ihren Anteil. Was mich jedoch letztlich dazu brachte, die Bärte abzuschreiben, war die Erleuchtung, dass Komplementärmedizin wirkungslos ist. Drei Monate bei Dr. Scharlatan, und die Krankheit hatte sich in meinen

Knochen ausgebreitet. Sechs Monate auf «Golden Seal Comb»- und «Five Leaf Amachazuru»-Kräutertee, und in Leber und Lunge hatten sich Tumore entwickelt. Drei Monate New-Age-Gong-Gedöns, und ich stand da mit einem Hirntumor, trotz zuversichtlicher Beteuerungen allenthalben, ich sei auf dem Wege der Besserung. Aus Fairness gegenüber den Bärten muss gesagt werden, dass die konventionelle Behandlung durch die vertrockneten Weißkittel ebenfalls total versagt hat, aber zumindest ist sie (a) kostenlos, und (b) muss man im Krankenhaus nicht Vangelis hören.

Glücklicherweise gibt es eine dritte Therapie-Strategie, die ich so gut wie eigenhändig entwickle, wenn auch leider gegenwärtig nicht in einer kontrollierten Erprobungssituation, sodass Mitpatienten ihren eigenen edlen Pfad finden müssen. Sagen wir mal so: Nach Monaten sorgfältiger Recherche habe ich eine Behandlungsmethode entdeckt, die (a) billiger ist als die Komplementärtherapie, (b) höllisch viel mehr Spaß macht als die Strahlentherapie und (c) – die Hauptsache! – unglaublich effektiv ist. Die Konsum-Therapie! Damit meine ich persönlichen Genuss und Wirklichkeitsflucht jeder erdenklichen Art. So erlebte ich zum Beispiel meinen ersten Durchbruch, als ich mir anschaute, wie Daniel Day Lewis und Winona Ryder in «Hexenjagd» einander so richtig aufgeilten; während des gesamten Chemo-Kurses, der am nächsten Tag anfing, wurde mir nur einmal übel, während ich beim ersten Mal ständig gekotzt hatte. Ziemlich schlüssiger Beweis für Ursache-Wirkung, oder? Bald danach verbrachte ich einen Morgen mit einer göttlichen Jurlique-Gesichtsmaske und den Nachmittag beim Lagerverkauf von Ghost: Am folgenden Tag war die Zahl meiner Blutkörperchen völlig normal.

Dann folgte mein großer Shopping-Durchbruch: ein langes persönliches Beratungsgespräch im Dickins & Jones-Schönheitsstudio mit dem Hautpflege-Gott John Gustafson. Als vielleicht wichtigster Konsum-Onkologe im Lande hat er ein himmlisches individuelles Pflegeprogramm für die Haut entwickelt, das auf folgenden exzellenten Produkten basiert: Sisley, La Prairie, Shiseido, Elizabeth Arden, Bobbi Brown und Prescriptives. Für nur 250 Pfund sah ich fast aus wie ein Filmstar (verglichen mit 250 Pfund für das abscheuliche «Yeastone», das schließlich im Ausguss endete), obwohl ich im letzten Drittel der Höllentortur eines Chemo-Kurses war.

Dank dieser höchst ausgeklügelten, nur mäßig teuren und weitgehend nebenwirkungsfreien Behandlungsmethode (Warnung: Meine Kreditkarte wurde heute Morgen gesperrt) habe ich gegenwärtig fast keine Schmerzen! Meine Symptome bestehen in einem leicht geschwollenen Hirn, aber ich hoffe, dass der heutige Lunch (Bagels mit Räucherlachs, Chips und eine Extraportion French Dressing) eine positive Wirkung zeitigt. Das andere Problem – meine vergrößerte Leber – hat sich vermutlich erledigt durch meinen anschließenden Kaufrausch bei Whistles (blauer Rock, lilafarbenes Hemd). Auch wenn das elende Organ nicht schrumpfen sollte, der clevere diagonale Schnitt kaschiert die meisten Krebsknoten.

Schöpft also Hoffnung, all ihr Mitkrüppel. Mein bartloses Buch «Krebsfrei durch Shopping» kommt bald auf den Markt.

Leserbrief, 17. August 1997

Liebe Ruth,
ich schreibe Ihnen aus der Bristol Travel Lodge, wo ich übernachte, bevor ich für eine Woche ins Bristol Cancer Centre gehe. Man hat bei mir gerade einen Brustkrebs diagnostiziert, der schneller ist als Linford Christie an einem guten Tag. Ich hab mich sofort auf die Suche nach Dr. Scharlatan gemacht.

Haben Sie vielen, vielen Dank für Ihren Artikel und / oder Ihren Humor und Ihre Tapferkeit. Ich habe ihn auf einer Raststätte auf dem Weg hierher gelesen und diverse Lachanfälle bekommen, was mir schon seit geraumer Zeit nicht mehr passiert ist.

Wenn wir uns diesmal nicht begegnen, hoffe ich doch stark, dass es nächstes Mal geschieht.
Alles Liebe und die besten Wünsche
Jackie Liversey
Accrington

Leserbrief, 21. August 1997

Liebe Ruth,
mich hat kürzlich Ihr freimütiger und amüsanter Artikel im *Life* so berührt, dass ich dachte, ich müsste Ihnen schreiben und meine Erfahrung als «verlassene Überlebende» kundtun, weil sie Ihnen und Ihrer Familie eventuell einen gewissen Trost bieten könnte.

Ich bin fünfundzwanzig und Personalberaterin bei Graduate Appointments – ein Job, in den ich hineingestolpert bin, nachdem ich mein Studium abgeschlossen hatte und mir keine kreative Position in der immer mehr vom Konkurrenzkampf bestimmten «Medien»-Industrie sichern konnte. Ich glaube, mein Vater wäre stolz – dass ich einen «guten» Job habe, keine «Niete» geworden bin und mir hoffentlich Integrität, moralische Wertvorstellungen und Rücksichtnahme auf meine Mitmenschen erhalten habe, die er mir beigebracht hat.

Ich war achtzehn und in meinem ersten Jahr am University College, als mein Dad unter mysteriösen Umständen ins Krankenhaus verschwand. Meine Mutter rief mich im Studentenheim an, um mir mitzuteilen, er müsse sich einer «Routine»-Operation unterziehen. Er hatte meiner Schwester und mir die beunruhigende Nachricht ersparen wollen. In Wirklichkeit war es eine höchst gefährliche Operation gewesen, bei der man den größten Teil seiner von Krebs befallenen Speiseröhre und einen Teil seines Magens entfernt hatte, dessen Rest dann in die Brusthöhle verlegt wurde. Ich möchte nicht näher eingehen auf die Geographie und die Besonderheiten dessen, was später nur noch «das Monster» hieß, denn das dürfte Sie kaum interessieren.

Mein Vater war praktischer Arzt (die gewisse Ironie blieb ihm nicht verborgen). Er hatte eine kleine Praxis in Harrow. Wie soll ich ihn beschreiben – einen für Sie gesichtslosen Fremden? Er war erheblich älter als meine Mutter (achtzehn Jahre), als er sie zu einer gemeinsamen Abfahrt auf der österreichischen Skipiste einlud, wo sie sich kennen gelernt hatten. Dennoch war er jugendlich und voller Energie, mit lachenden Augen, die Mitgefühl, aber gleichzeitig auch Strenge verrieten. Er war ein Mann mit vielen Facetten – ein erstklassiger Segler, ein treuer Ratgeber, ein spitzenmäßiger Scrabble-Spieler, ein stets mitfühlender, geduldiger Arzt, ein unberechenbarer Tennisspieler mit einem aberwitzigen Aufschlag, der ihm im Familien-Doppel stets zum Sieg verhalf, da wir nur hilflos vor Lachen losprusteten ... aber in allererster Linie war er ein selbstloser Familienvater, von allen, die ihn kannten, geliebt und respektiert. Er liebte uns Kinder und meine Mutter über alles. Für Dummheit brachte er jedoch keine Nachsicht auf, und Oberflächlichkeit mochte er nicht dulden. Er hätte nie vorgegeben, Menschen zu mögen, die er verabscheute.

Er wusste besser als jeder andere, dass seine Tage gezählt waren. Sein erster Tumor offenbarte eine äußerst seltene, aber aggressiv bösartige Krebsform, die wahrscheinlich ein zweites Mal zuschlagen würde. Also amüsierten wir uns. Wir verzichteten auf unser Familienzelt aus zahlreichen Campingferien in vergangenen, glücklichen Jahren und buchten einen Segeltörn durch die Inselwelt der Sporaden – meine jüngere Schwester Peta war auch dabei.

Es war eine herrliche Medizin. Er konnte tun, was er am liebsten mochte. Doch schon damals zeigten sich bei ihm untypische Stimmungsschwankungen, und er fuhr schnell aus der Haut, was wir in «Vor-Monster»-Zeiten nur selten erlebt hatten. Meine Mutter und er warfen Teller und tanzten wie frisch Vermählte. Damit boten sie mir Bilder, die ich noch heute als tröstliche Momentaufnahmen vor Augen habe.

Alles ging im Großen und Ganzen weiter wie gewöhnlich. Ich führte ein typisches Studentenleben, während meine Schwester ihren Schulabschluss machte. Obwohl selten davon gesprochen wurde, sahen wir doch alle der Zukunft mit großer Angst entgegen.

Eines Tages, ungefähr zwei Jahre nachdem der ursprüngliche Tumor diagnostiziert worden war, kam Dad früher von der Arbeit nach Hause und sagte, er sei nicht in der Lage gewesen, ein Rezept auszuschreiben. Er hatte Metastasen im Gehirn ... Und ja, wahrscheinlich unheilbar. Der Zeitpunkt war furchtbar unpassend – ich wollte eigentlich gerade für ein Studienjahr nach Italien gehen und geriet in eine Krise. Schließlich entschied ich mich, ein Jahr auszusetzen, und damit begann unsere lange und harte Reise.

Während der Behandlung war ich allein mit ihm, denn meine Mutter arbeitete und meine Schwester studierte. Es war eine quälende Zeit voller existenzieller Fragen. Paradoxerweise gab es jetzt, da seine Zeit abgelaufen war, viel Zeit für mich, ihn kennen zu lernen, denn er war nie ein Mann leichtfertiger Worte gewesen. Das Wissen um unsere bevorstehende endgültige Trennung machte das Lachen lauter und die Worte aufrichtiger. Da die Anspannung und der ständige Kloß im Hals mich daran hinderten, es direkt auszusprechen, schrieb ich ihm einen Brief, in dem ich mich dafür bedankte, dass er ein so inspirierender Vater war, und ihm sagte, wie sehr ich ihn liebte.

Im Verlauf dieser Monate stellte ich eine Veränderung bei Dad fest. Glich er zuvor einem dahinsiechenden Schatten von Mann, der oft in meinen Armen geradezu in sich zusammenfiel und von Schluchzen geschüttelt wurde, wenn wir über unsere Gefühle sprachen, so bewies er jetzt irgendwie Fassung und eine gewisse Seelenruhe, mit der er sein Schicksal hinnahm. In den Monaten des herannahenden Todes machten wir sogar manchmal Scherze. Eines Tages kam ich ins Badezimmer und sah, dass er sich mit Aftershave übergoss, als wolle er sich mit dem Zeug waschen.

«Dad, übertreibst du nicht ein wenig?»

«Es ist sehr teures Zeug, weißt du – ich hoffe,

ich krieg's noch aufgebraucht, bevor ich den Löffel abgebe.»

Bei anderer Gelegenheit redeten wir ganz offen, und Dad sagte, wie wenig Angst er vor dem Sterben hatte ... nur dass er lieber noch etwas länger auf «seine Mädels» Acht geben wolle. Er könne nicht klagen, das Leben habe ihm gute Bälle zugespielt, er habe eine wundervolle Familie usw.

Als seine Zeit kam, spielte es sich auf einer grässlichen staatlichen Krankenstation ab und nicht daheim. Der Tag, als er starb – ein Montagabend im Juni 1993 –, war düster, und Sturzbäche von Regen pladderten aufs Pflaster und sprangen wie Glasscherben in die Höhe, als ich von der U-Bahn an sein Krankenbett eilte. Ich hatte nicht mitbekommen, dass sein Zustand in den vergangenen Tagen durch ein Blutgerinnsel plötzlich schlimmer geworden war, denn ich war übers Wochenende bei Freunden in Norfolk gewesen, wo ich ständig in einem unheimlich friedvollen riesigen Mohnfeld saß. Dad sollte eigentlich in der folgenden Woche nach Hause entlassen werden. Voller Selbstvorwürfe, dass ich mich überhaupt so weit von ihm entfernt hatte, traf ich im Krankenhaus ein. Ich versuchte, ihm zu sagen, wie Leid es mir tat, und nahm seine schon leblose Hand in meine, während er immer wieder das Bewusstsein verlor. Ich weiß nicht, ob er überhaupt noch lichte Momente hatte.

Zwei Wochen nach seinem Tod begegnete er mir in einem Traum, in dem ich aus dem Bett aufstand und die Treppe hinunterging. Ich wusste nämlich, wenn ich ins Wohnzimmer ginge, würde ich ihn durch die Balkontüren draußen bei der Gartenarbeit sehen können. Und tatsächlich, da war er. Er sah von seiner Arbeit auf und kam ans Fenster. Wir legten unsere Handflächen auf der Scheibe gegeneinander. Ich sagte: «Ich hab dich lieb, Dad.» Er antwortete: «Ich weiß.» Ich fragte: «Werde ich dich je wiedersehen?», woraufhin er sagte: «Aber natürlich.» Das Glas, das unsere beiden Welten trennte, verschwand, und ich wachte auf, mit Freudentränen.

Vier Jahre später geht es seinen Mädels gut. Wir haben seinen Tod überlebt ... wenn ich auch noch genau weiß, dass ich oftmals das Gefühl hatte, ohne ihn absolut nicht weiterleben zu können, wenn ich mir auch manchmal die Augen rot geweint habe. Ich habe ihn noch genauso lieb wie früher. Diese riesige Lücke, die sein Tod riss, hat sich langsam wieder geschlossen, wie eine gut genähte Wunde. Es ist dann doch nicht das Ende der Welt gewesen – und letztlich sind wir alle todgeweiht. Milliarden sind im Laufe der Jahre gestorben ... wie schwer kann es sein? Wie es meiner Ansicht nach jeder tut, starb auch er erst, als er dazu bereit war. Er gab grünes Licht, als er die Dinge nicht mehr tun konnte, die er wollte, und langsam abglitt in Würdelosigkeit und Hilflosigkeit.

Ich wollte eigentlich keinen so langen Brief schreiben. Ich bin sicher, Sie haben viele bekommen. Ich hoffe, dieser hat Sie nicht so sehr belastet. Was hat *Life* nur dazu bewogen, Ihre Worte zwischen die Trivialitäten des Fernsehprogramms zu platzieren?

Ich wünsche Ihnen das Beste für Ihr Sterben. Ich hoffe, es wird schmerzlos sein und Ihre Familie ist bei Ihnen und hilft Ihnen. Ich würde Sie in meine Gebete einschließen, wäre ich keine Atheistin.

Alles Gute für Sie und Ihre Familie.
Alix Miller
London

Observer Life, 24. August 1997

Wie jeder Küchenpsychologe weiß, ist Leugnen das erste Stadium in der Auseinandersetzung mit dem bevorstehenden Tod. «Die meisten der über zweihundert Patienten, die wir befragt haben», schreibt Elisabeth Kübler-Ross in ihrem grundlegenden Werk «Interviews mit Sterbenden», «hatten auf die Erkenntnis ihrer bösartigen Krankheit zunächst mit ‹Ich doch nicht, das ist ja gar nicht möglich› reagiert.» Allem Anschein nach bewegen sich die Patienten dann im Laufe von Monaten vom darauf folgenden Stadium des Zorns über das Verhandeln und die Depression hin zur schließlichen Akzeptanz.

Ich? Ich hab mich immer für 'n Mädel von der schnellen Truppe gehalten, eine von denen, die an einem Montag mit der Diät anfangen (Müsli zum Frühstück); bis Mittwoch auch ganz gut bei der Stange bleiben (Folienkartoffel ohne Butter zum Lunch); am Donnerstag zu ihrer kalorienarmen Gazpacho-Suppe wie von ungefähr etwas Knoblauchbrot vertilgen; am Sonnabend beschließen, dass eine Schale Himbeeren (frisch und in beliebiger Menge) wirklich nicht ohne einen kleinen Napf Sahne (die extrafette von M&S) gegessen werden darf; und Sonntag dann endgültig zu der Überzeugung gekommen sind, dass Kalorienzählen den Stoffwechsel auf Hungertod-Modus einpendelt. Monate? Pah! Ich zählte zu den Superfrauen, die knapp eine Woche benötigen, um die fünf wohl bekannten Stadien zu durchlaufen, die es braucht, um sich mit einem Rettungsring um die Taille abzufinden: Depression, Zorn, Verhandeln, Leugnen, Akzeptanz. Was sonst würde man von einer abgeklärten postfeministischen Braut erwarten?

Traurigerweise scheint die Krebs-Diagnose meine Befähigung zur dynamischen psychologischen Entwicklung arretiert zu haben. Denn – schockierende zehn Monate nach dem Tag der Diagnose – bin ich überzeugt, tatsächlich schwanger zu sein. Eine Idee, die, oberflächlich betrachtet, dem Kindergarten des Leugnens zuzuordnen ist oder möglicherweise der Manie des Verhandelns – oder bestenfalls der Selbsttäuschung durch Depression.

Dennoch, ich brauche doch wohl nur auf eines der Schwangerschaftshandbücher zu verweisen, die auf meinem Regal einstauben: Das

Erbrechen, das unheimliche Zeug, das da drinnen heranwächst, das endlose Warten auf den großen Tag.

An dieser Stelle bricht Ruths Kolumne ab, obwohl sie dieses Ende nicht beabsichtigt hatte, *schreibt ihre Schwester Justine Picardie.* Sie ist jetzt in einem Hospiz, zu krank, um den Artikel fertig zu stellen, doch ich denke, ich weiß, was sie sagen wollte. Ihre Zwillinge, Lola und Joe, wurden diese Woche vor zwei Jahren geboren. Die Ähnlichkeit der heißen Augusttage, bevor sie ihre Kinder zur Welt brachte, mit den Tagen jetzt ist vielleicht nicht so weit hergeholt, wie es scheint. Freunde rufen an, wollen hören, wie es steht, aber da gibt es noch nicht viel zu sagen; Blumen werden abgeliefert, eine Art Vorgeschmack; die stickigen Nachmittage verstreichen; die Nächte ziehen sich scheinbar endlos hin.

Aber anders als vor zwei Jahren ist kein bestimmter Stichtag festgelegt worden. Es hat in den vergangenen paar Tagen Augenblicke gegeben, in denen Ruth im Krankenbett eingeschlafen ist und ich mich fragte, ob sie wohl je wieder aufwachen würde. Dann öffnet sie die Augen und isst gedankenverloren noch einen Schokoladenkeks. Sie hat davon gesprochen, das Hospiz rechtzeitig zu Lolas und Joes Geburtstagsparty zu verlassen, hat zukünftige Shopping-Expeditionen erwähnt und Ausflüge ins Theater, auch geäußert, noch eine Kolumne schreiben zu wollen.

Also ist das hier kein sauberer Schlussstrich und nicht einmal eine ungefähre Voraussage dessen, was als Nächstes zu erwarten ist. Letzten Sonntag saß ich bei Ruth im Hospiz, und sie fügte ihrer unvollendeten Kolumne eine handgeschriebene Notiz hinzu. *Hier bin ich also und warte noch immer auf den großen Tag, der, wie ich hoffe und halb hoffe, nicht kommen wird. Halte euch auf dem Laufenden!*

Leserbrief, 24. August 1997

Liebe Ruth,
nach der Lektüre einer Ihrer früheren Kolumnen habe ich das Internet nach Ratschlägen durchforstet, wie man bei sich selbst die Brüste untersucht.

Was ich fand, habe ich ausgedruckt und meiner Freundin Susy zum Lesen gegeben. Ich werde dafür sorgen, dass sie sich nach den Anweisungen richtet.

Es mag vielleicht seltsam erscheinen, dass ich Ihnen so etwas zu diesem Zeitpunkt schreibe, aber Sie haben mich dazu veranlasst. Ihretwegen lag ich eines Nachts wach da und sah nur zu, wie sie schlief. Da wurde mir bewusst, wie unglaublich zerbrechlich und wie kostbar sie ist. Sie haben mir die Augen geöffnet für die furchtbare Möglichkeit des Verlusts.

Das ist es, was Sie meinem Leben und dem Leben all der anderen Männer gegeben haben, die Sie mit Ihren Worten berührten.

Ich glaube an Gott, und ich weiß, dass mein Gott bei Ihnen ist.

Anonym

E-Mail an India, 26. August 1997

Meine Liebe,
mein verzweifeltes Cyber-Schweigen ist zurückzuführen auf eine Attacke von Wahnsinn. Mein Gott, deine unfassbare Torte ist vor drei Sekunden angekommen!

Sie ist das Schönste, was ich je in meinem Leben gesehen habe, und wird bestimmt eine Weile erhalten bleiben, schätzungsweise bis zum Abendessen. Dank dir, dank dir, dank dir. Jetzt wirst du die ganze Woche hungern.

Wünschte, ich könnte auch zu picheln anfangen: Bin auf Schlaftabletten, nach denen man sich am Morgen noch viel schlimmer fühlt. Groggy, bis vier Halbe starker Kaffee einem harte Zeiten auf dem Klo beschert haben.

J Guf hat mir zum Auffrischen kostenlose Gesichtskosmetik geschickt – was für ein Schatz. Lasse mir am 12. wieder die Augenbrauen scheren.

Alles Liebe vom anderen Mogadan in Menschengestalt.

r xxxxx

E-Mail an Annette Stevens, 2. September 1997

Liebste Annette,
danke für die wunderbaren Gedichte – als könnte ich zu dem Internet-Kanon beitra-

gen! Aber ich würde liebend gern insbesondere noch mehr Gedichte von Primo Levi (oder Anne Frank?) lesen – wusste gar nicht, dass er welche geschrieben hat. Bin besonders daran interessiert, wie Holocaust-Opfer sich gedanklich auf den Tod vorbereiteten (sagte sie melodramatisch).

Indessen, müde und beduselt von den Medikamenten, mit denen die Ärzte mich wie versessen voll stopfen – im Moment Beruhigungsmittel (warum nicht Schlaftabletten, die ich eigentlich möchte?). Bin so anti konventionelle und komplementäre Medizin eingestellt wie immer, und warum auch nicht – die haben doch bis jetzt alle total versagt. Shopping und Essen ist die einzige Therapie, die wirkt.

Der Geburtstag der Kleinen war herrlich, wenn auch ein wenig auf Sparflamme. Essen und Trinken kam vom selben Caterer wie bei der Hochzeit, Dad sprach einen jüdischen Geburtstagssegen, und Peggy Seeger und Neill sangen «The First Time I Ever Saw Your Face», also gab's viele Tränen und Erinnerungen an glücklichere Zeiten. L & J haben jetzt so viele Geschenke, dass es schon obszön ist – sie dürfen nie wieder etwas zum Geburtstag geschenkt bekommen.

Gower war auch toll, bin nur ein bisschen ausgerastet und hatte vom Prozac hervorgerufene Panikattacken im Supermarkt. Aber anfangs herrliches Wetter für lange Spaziergänge am Strand und Muschelsammeln und wild wachsende Blumen und Schmetterlinge und Sonnenuntergänge. Dann bewölkt, aber perfekt für ganztägiges Grillen am Strand mit verbrannten Marshmallows und Hotdogs. Hatte große Lust auf lange Spaziergänge, aber jetzt sehr schwer, treppauf zu gehen. Warum?

Dir alles Liebe. Bist du stark? Lass es mich wissen.

Ruthie xxxxx

E-Mail an Carrie, 2. September 1997

Liebste C,
Großbritannien trauert um du weißt schon – kümmert es jemanden in Vietnam, dass

die Goldene Gans der Medien tot ist? Ich hab's um sechs Uhr morgens erfahren, von einem völlig verstörten Besucher im Hospiz. Ich muss gestehen, ich hab auch eine Träne für die Ikone vergossen – wenn sie mit 36 gehen kann, warum nicht ich mit 33 (eigentlich war's natürlich eine Träne für mich). In London gibt es, wie man hört, keine Blumen mehr zu kaufen, und alle tragen Schwarz.

Jedenfalls schreibe ich das hier in einem kurzen Moment miefloser Klarheit. Froh, dass (ein weiterer) Höllentrip (wieder) vorüber ist. Ich bin im Moment so fett – durch die Steroide sehe ich aus, als hätte ich einen Kropf, und meine Leber ist so aufgequollen, dass ich mindestens im vierten (?) Monat schwanger sein könnte.

Hab im Hospiz übernachtet, wo das Essen geradezu widerlich ist, sodass ich mich auf Salate zum Mitnehmen von M & S und Sandwiches von Pret A Manger stürze. Aus irgendwelchen Gründen wollen sie, dass ich Tag und Nacht auf großen Dosen von Beruhigungsmitteln bin – warum sind

Ärzte so versessen auf Medikamente?
(Klüngel mit der Pharma-Industrie.)
Außerdem auf riesigen Mengen fett machender Steroide. Die Kinder haben obszön viele Spielsachen. Sie dürfen nie wieder welche bekommen. Und auf dieser beißenden Schlussnote ...
E-Mail funktioniert wieder, Hurra!
Nicht.
Liebe Liebe Liebe Ruthie xxx

E-Mail an India, 4. September 1997

Liebste India,
endlich eine Antwort auf deine acht Millionen E-Mails. Rechne mit extrem niedrigem Niveau, was Einfallsreichtum und Länge betrifft.
BITTE besuche mich im Hospiz, wo man sehr nett ist, aber das Essen miserabel schmeckt (abends: Spaghetti aus der Dose, ungenießbare Kartoffelkroketten, Veg-Burger, erträglich nur, wenn in Ketchup ertränkt). Also musst du Sandwiches von Pret A Manger mitbringen. Alle

hier sind mindestens fünfzig Jahre älter als ich. Sehr schöner Garten, viermal im Jahr fürs Publikum geöffnet. Ich zanke mich mit dem Arzt wegen der Medikamente.

Die Bloomsbury-Biographie musst du schreiben – du bist eine brillante Schreiberin, und gute Themen gibt es so gut wie keine mehr. Und warum hast du mir nicht von deinem Theaterstück erzählt?

Bin ja so froh, dass du dich zur Schnapsdrossel entwickelst – hatte schon die leichte Sorge, du würdest acht Kinder kriegen.

Leichte Panik wegen Wintergarderobe. Irgendwelche guten Schuhe/Sachen bei M & S? Ghost scheint den Winter nicht zu mögen.

Was sagst du denn zu Di? Ich habe eine Träne vergossen, nachdem ich es als Erste auf der Welt gehört hatte (morgens um 6 Uhr von einem verstörten Besucher im Hospiz). Die große Frage ist: Was soll die britische Mode-Industrie jetzt bloß machen?

Ich liebe dich sehr. Ruthie xxxxxx

E-Mail an India, 11. September 1997

liebste i,
tut mir leid wegen lunch heute und dass du nicht meine neuen augenbrauen siehst und mein facelifting. ich bin so müde und kann wohl nur noch eine sache pro tag schaffen. meine schwester hat mich massiert, und heute abend gehe ich zu einer george-clooney-action-orgie. hast du schon die erste nummer von *stork* gesehen? mannweibmode aus den achtzigern und dämlicher artikel, warum wales der neue rock 'n' roll ist, har har. hast du den grandiosen neuen film «ganz oder gar nicht» gesehen? sheffield ist neues seattle für entrechtete männer, man sollte meinen, wagadon könnte das auf die reihe kriegen, sie hätten dir den job geben sollen. schätze, da wiederholt sich das *mirabella*-debakel. gehst du zur party? *conde nast traveller*, für den solltest du schreiben.

ich werde bald einen rollstuhl brauchen. hübsch und so schick. außerdem morphium. schon mal probiert? in ein,

zwei wochen fahren wir nach cork. versuche es auch mit tagesausflügen nach oxford und cambridge. danach bleibt mir vermutlich nicht mehr lange. bin die ganze kämpferei auch leid. aber noch viel zeit für e-Mails und schokoladenkuchen bis dahin. vergiss nicht massenhaft john g bei der beerdigung und rundherum ethnischen input.
   alles liebe ruthie xxxx

E-Mail an Jamie, 12. September 1997

jamie schatz,
tut mir leid, dass ich mich so lange nicht gemeldet hab. fühle das ende nahen, lebe mehr oder weniger in meinem schlafzimmer, bequemerweise mit angrenzendem bad. hab seit einer woche nicht mehr gebadet und rieche schon echt streng. aber ich will deine wohnung besichtigen, bevor ich geh - sagte sie melodramatisch. welche filme würdest du denn gern sehen? was geschmackloses bitte, danach dann mal nicht zu poons.

lieb dich sehr
vergiss nicht, du wirst ein e-Mail star
ruthie xxx

E-Mail an Carrie, 12. September 1997

carrie schatz,
danke für deine sammlung von e-mails.
ich fühl jetzt das ende nahen - bin
schlapp und habe schmerzen. vielleicht
schaffe ich noch den ersten jahrestag
meiner diagnose im oktober. wir sagen
dir bescheid, wenn d-day näher zu rücken
scheint, und du kannst ja dann gleich für
die beerdigung mitplanen - wahrscheinlich in steyning, obwohl ich nur einen
grabstein möchte, den die kids besuchen
können. der sommer ist sehr schnell vergangen. na ja, ich hab mich aus dem hospiz abgemeldet (die haben lola einen
flauschigen tukan geschenkt) und lebe
mehr oder weniger im schlafzimmer mit
bequem angrenzendem bad. meine beine
sind sehr schwach, und deswegen kostet
es echt mühe, aufzustehen und rauszuge-

hen - ich habe schon seit einer woche
nicht mehr gebadet und rieche bestimmt
streng. matt ist unterwegs, um einen
rollstuhl zu besorgen, was manches er-
leichtern dürfte, und es könnte sein,
dass die zeit für morphium gekommen ist.
mache kaum was mit den kindern - schuldgefühle, schuldgefühle -, aber zwei
jahre haben sie ja gehabt. paar freuden
sind jedoch in planung, wie zum beispiel
morgen ausflug nach cambridge mit jenny
und simon und charlie und leanne, um steves zu besuchen. bin buchstäblich seit
jahren nicht mehr dort gewesen. hoffe
auf schräge sonnenstrahlen auf den rücken. gestern abend haben j, l und ich
uns herrlich albernen actionfilm mit
george clooney angesehen, gefolgt von
chinesischem essen im poons. wir fahren
auch nächstes wochenende nach irland, um
im unglaublichen ballymaloe court zu
wohnen.

steroide machen mein gesicht zum voll-
mond. eine heiratslustige frau mit acht-
jährigem sohn. ds 44-jährige freundin
hat gerade eine abtreibung gehabt. l und

c arbeiten auf ein baby hin. dito j, die endlich mit dem stillen ganz und gar aufgehört hat und tittenqualen leidet.

   lieb dich sehr r xxxxxxxxxx

Brief von Jenny Dee, 18. September

Liebste Ruthie,
du bist meine beste Freundin, und ich bring's kaum fertig, dich gehen zu lassen. Ich habe mich davor gedrückt, an deinen Tod zu denken, denn ich kann mir einfach nicht vorstellen, wie mein Leben ohne dich sein soll. Wir haben so viele ungeheuer wichtige und unglaublich banale Dinge zusammen gemacht – du bist das Tagebuch, das ich nie geführt habe. Die Sprache der Liebe und des Verlusts kommt mir im Augenblick so unbeholfen vor. Ich kann nur sagen, du wirst mir immer fehlen, du wirst für immer meine beste Freundin sein, und ich werde dich für immer lieben. Ich verspreche, Matt und Joe und Lola zu lieben und mich besonders um die Seiten von ihnen zu kümmern, die von

dir stammen. Ich bin so traurig, aber auch so froh, dass ich dich 33 Jahre lang gekannt habe.
   Große Liebe, Jenny X

Observer Life, 28. September 1997

Meine Schwester Ruth Picardie ist am Montag dieser Woche gestorben, in den frühen Morgenstunden. Ich weiß, dass es viele Leser gibt, die mehr darüber erfahren möchten, denn in der kurzen Zeit, in der Ruth eine Kolumne für *Life* schrieb, hat sie eine Flut von Leserbriefen ausgelöst. Nachdem ihre Kolumne ziemlich abrupt abbrach, als sie zu krank wurde, um noch weiterzuschreiben, kamen sogar noch mehr Briefe: Hunderte und Aberhunderte, und in allen wurde gefragt, wie es denn weiterging.

Nun, hier sei ein wenig von dem berichtet, was weiterhin geschah. Ruth, bei der im vergangenen Oktober im Alter von 32 Jahren Brustkrebs diagnostiziert wurde, hat ja die rapide Ausbreitung der Krankheit schon beschrieben: auf ihr Lymphsystem, auf ihre Knochen, ihre Leber, ihre Lunge und letztendlich ihr Gehirn. Sie hatte, sarkastisch, vorausgesagt, dass sie «die Farbe einer matschigen Zitrone annehmen und irrewerden» würde, und in der Tat haben die Hirntumore sie vor ein paar Wochen ziemlich verrückt gemacht. Sie wütete in ihrem

Krankenhausbett, während die Ärzte betreten dreinschauten, weil sie sie nicht hatten retten können. Sie wurde dann in ein Hospiz verlegt. Aber langsam schien Ruth sich nach der widerwilligen Stippvisite bei den Sterbenden wieder ins Leben zurückzuhangeln: Rechtzeitig genug, um heim zu kehren und Ende August den zweiten Geburtstag ihrer Zwillinge mit Schokoladenkuchen und Champagner zu feiern; rechtzeitig genug, um ihren kurzen eigenen Spätsommer zu erleben.

Sicher, sie war inzwischen an den Rollstuhl gefesselt und auch sehr schwach; aber dennoch hielt sie die großen Dinge fest, die sie im Leben liebte: Ihre Kinder, ihre Familie, ihre Freunde; und ebenso auch die kleinen Dinge, die die Menschen glücklich machen, aber zu oft vergessen werden: Die leuchtende Farbe eines Lippenstifts, den Geruch spät blühender Gartenwicken, die Freude an frisch eingetopftem Lavendel.

Keine vierzehn Tage vor ihrem Tod machte sie eine Expedition ins Zentrum Londons: um sich irgendeine wunderbare Gesichtscreme zu kaufen und sich die Augenbrauen in Form zupfen zu lassen. Ein paar Tage später kam sie anlässlich des achten Geburtstages meines Sohns zu einem Picknick in den Park. Sie aß Geburtstagskuchen und Krabbensandwiches, und die Kinder fuhren fröhlich zusammen mit ihr im Rollstuhl. Wir sprachen von ihrem geplanten Wochenende in Irland, über den dritten Geburtstag ihrer Kinder, darüber, dass sie ein Buch schreiben wollte.

Stattdessen wurde Ruth am vergangenen Sonntag sehr, sehr krank: unfähig, ohne Sauerstoffgerät zu atmen, erstickt von den widerlichen Tumoren, die in allen Teilen ihres sich tapfer wehrenden Körpers wucherten. Sie wurde von Schmerzen gemartert und kehrte im Krankenwagen in das Hospiz zurück, wo man sie bereits in vorangegangenen kritischen Phasen gepflegt hatte. Sie hatte sich schon mal durchgebissen, unerbittlich in ihrer Entschlossenheit weiterzuleben, und ich erwartete, dass sie sich abermals erholen würde: Die Augen öffnen und um eine Tasse Kakao oder einen Schokoladenkeks bitten; verlangen, nach Hause gebracht zu werden oder zu einem Lunch oder zu einer Party; irgendwohin, egal wo, Hauptsache, es war interessanter.

Aber irgendwie entwischte Ruth an einen anderen Ort, an einen Ort, wohin ich sie nicht begleiten konnte. Es scheint unmöglich: Unmöglich zu begreifen; unmöglich, die Worte zu finden, mit denen sich der Verlust beschreiben ließe. Nachdem sie gestorben war, saß ich bei ihrem Leichnam, streichelte ihr Gesicht, hielt ihre Hand. Sie war kalt, und meine Hand vermochte ihre nicht zu wärmen, aber ich konnte nicht glauben, dass sie zu atmen aufgehört hatte: Noch am Ende war sie so voller Leben gewesen.

Ihr Gesicht sah friedvoll aus, wenn ihre Augenbrauen auch auf spöttisch fragende Weise leicht hochgezogen waren, als wollte sie sagen: «Wie kann das sein?»

Justine Picardie

August 97

Mein liebster Schatz, mein bester Junge Joe, ich werde dich für alle Zeit und noch länger lieb haben, du bist fast zwei und der süßeste Junge auf der ganzen Welt. Du siehst aus wie ein Engel. Nuckelst am Daumen. Lernst wunderbar sprechen. Liebst es, auf deinem Fahrrad zu fahren, und liebst die Tiger-Lampe. Bisschen ungezogen beim Zubettgehen! Du bist das Beste, was mir und Daddy passiert ist, und nichts fällt mir schwerer, als dich loszulassen. Daddy liebt dich so sehr. Das tun Oma und Opa (beide) auch, ebenso Justine, Lizzie. Frag sie nach mir, wunderbarer Junge. Sei glücklich.

XX MUMMY XX

Du liebst Soldaten! Du bist musikalisch wie ein Engel! Du singst wie ein Engel! Hab immer Spaß an deiner Musik – ich hab Klavier gespielt (bis zur siebten Stufe hab ich's geschafft) und Cello. Streichquartett und Orchester.

Du sagst so gern «Ach, du liebe Zeit!», und «Sei vorsichtig!» Die Steine am Strand machen dir zu schaffen! Du liebst Tiere, besonders Pferde!

August 97

Liebste Lola, allerbestes Mädchen, meine Hübsche, ich hab dich lieb. Du bist fast zwei und ganz fabelhaft. So intelligent, schön, selbständig, lebhaft, stark, aber auch schmusig und weich. Ich werde dich immer lieb haben, auch wenn ich körperlich nicht bei dir bin. Daddy liebt dich, Justine liebt dich, Joe liebt dich, Oma und Opa (alle) lieben dich. Du bist das Beste, was mir und Daddy je passiert ist, und dich loszulassen ist das Schlimmste. Sei du selbst, mein Baby.

XXXX Mummy

PS. Du siehst mir ähnlich – Hurra! Frag all deine Verwandten und Daddys Freunde (Jenny, Carrie, Steves, Charlie, Leanne usw.) nach mehr Info über mich!

Blau ist deine Lieblingsfarbe!

Du liebst Marienkäfer!

Du liebst Nannys afrikanisches Wiegenlied!

Du liebst Kleider! Wie ich! Deine Patentante Big Lola wird dich zum Einkaufen bei Harvey Nicks mitnehmen. Joes Patentante Lizzie auch!

Nachworte von Matt Seaton

Mit Anfang dreißig war Ruth Picardie – das darf man sagen – eine Journalistin durch und durch. Weit von dem entfernt, was man abfällig eine «Zeilenschinderin» nennt, war sie eine außergewöhnlich vielseitige Autorin – für alle Lebenserfahrungen empfänglich und empfindsam: Mode, Film, Mutterschaft, alles gehörte dazu.

Es war ganz typisch Ruth, dass sie so über ihren Krebs schrieb, wie sie es tat. Ihre entwaffnende Aufrichtigkeit und ihr sarkastischer Witz, ihr lebendiger, umgangssprachlich treffsicherer Stil und ein unfehlbarer Instinkt für die emotionale Wahrheit einer Situation – das waren Qualitäten, für die ihre Freunde sie liebten und die auch ihre Leser zu schätzen wussten. Es gab keinen erkennbaren Unterschied zwischen dem Ton, den Ruth als Autorin in ihren «Before I Say Goodbye»-Kolumnen fand, und dem Ton, in dem sie sprach. Das ist meiner Ansicht nach der Grund, warum so viele Menschen mit so unerhörtem Mitgefühl reagierten, als sie von ihrer unheilbaren Krankheit lasen. Sie berührte und bewegte die Menschen, denn sie gewannen das Gefühl, Ruth durch ihre Artikel persönlich kennen zu lernen. Es stimmte, sie taten es. Und sie nahmen Anteil.

Wichtiger noch, Ruth bewies, dass es möglich ist, den schlimmsten Ängsten ins Gesicht zu lachen, in vollen Zügen und intensiv, wenn auch zu kurz, zu leben und sich nicht kleinmütig auslöschen zu lassen, sondern bis zum allerletzten Augenblick vor Tatkraft zu brennen. Hätte sie gekonnt, hätte sie noch mehr geschrieben: Sie hatte sich in den Kopf gesetzt, dass aus dieser Arbeit ein Buch werden sollte, und das Gefühl, sie unvollendet zu hinterlassen, war vielleicht die einzige echte Enttäuschung ihrer Laufbahn. Aber jetzt sind wir hier, und ihr Wunschtraum hat sich schließlich doch noch erfüllt.

Und ich, als hinterbliebener Ehemann und Vater? Welchen Anspruch habe ich, hier zu schreiben? Einen bescheideneren, gewiss: Was ich ursprünglich für *Observer Life* schrieb, begann ich einfach deswegen, weil ich den Menschen mitteilen wollte, was in Ruth' letzten Wochen geschah, als sie nicht mehr in der Lage war, selbst zu schreiben. Ich wusste, dass ich auch nicht eine Sekunde lang an ihren Stil heranreichen könnte, an ihr ganz eigenes Talent zu formulieren, aber ich fand, ich könnte zumindest aufzeigen, dass Ruth bis zu dem Tag, als der Tod sie schließlich einholte, nichts von ihrem rebellischen und beherzten Wesen verlor.

Doch als der Artikel langsam Gestalt gewann, wurde mir klar, dass ich auch meine eigenen Gründe hatte, etwas zu schreiben. Teilweise schrieb ich vielleicht als Therapie, und ein, zwei Menschen, die ähnliche Schicksalsschläge haben erdulden müssen, sagten mir freundlich, aber durchaus ernst, dass sie mich um die Möglichkeit beneideten, zu schreiben und auch veröffentlicht zu werden. Es ist, zugegebenermaßen, ein außerordentliches Privileg – und sollte auch nicht durch die ungehemmte Zurschaustellung privaten Kummers verspielt werden.

Ich hoffe, dass ich eben das nicht tue; sollte es aber zum Teil doch der Fall sein, dass ich dafür auch einen gewissen Ausgleich biete. Es war meine Absicht, mit möglichst wenig getrübtem Blick den Schmerz über den Verlust eines geliebten Menschen in all seiner verworrenen Ambivalenz zu beschreiben. In den Tagen nach Ruth' Tod erhielt ich zwei Exemplare von C. S. Lewis' «Über die Trauer» – eins von einem

Freund, das andere von einem völlig Fremden, der den *Observer* gelesen hatte und mit großherziger Offenheit von vergleichbaren Umständen schrieb. Obwohl die Passagen, in denen Lewis mit seinem christlichen Glauben ringt, inzwischen nur noch für eine Minderheit von Interesse sein dürften, bleibt es doch ein wunderbares kleines Buch, umso mehr, als es einfach als Notizbuch geschrieben worden ist und daher eine ungeschminkte, fast naive Ehrlichkeit hat. Zweifellos ist es im Laufe der Zeit Zehn-, wenn nicht Hunderttausenden von Hinterbliebenen Trost und Stütze gewesen.

Nichts, was ich schreiben könnte, würde je den Vergleich mit Lewis' kleinem Meisterwerk standhalten, aber ich hatte das Gefühl, wenn ich Ruth' schriftstellerische Arbeit über Brustkrebs ergänzen könnte, indem ich über Tod und Verlust schriebe, käme dabei eventuell etwas Wahres heraus, das womöglich irgendjemandem irgendwo von Nutzen sein könnte – hier ein Schimmer des Wiedererkennens und dort die Freude, etwas zu entdecken, das man spürte, aber nicht benennen konnte.

Unsere Kinder bleiben mir – natürlich –, aber da ist vielleicht ein Gutes, das ich aus der Trauer geschöpft habe: Ich habe ein wenig von dem Zynismus abgelegt, der, wie es scheint, so oft als Standardbeigabe zum Presseausweis mitgeliefert wird, und entdeckt, dass Wörter ihre Wirkung haben – nicht nur als Artikel, die in Zeitungen und Zeitschriften veröffentlicht werden, sondern in Briefen, ob sie nun von Freunden oder Fremden stammen: Wörter der beredten Anteilnahme und des tiefen Kummers. Wörter waren Ruth' Element, aber sie gehören uns allen.

«Super. Ich werde an Krebs sterben», schrieb Ruth in einer ihrer letzten Kolumnen, «aber erst werd ich noch irre.» Da war ein Schuss markige Heldenhaftigkeit in Ruth' Galgenhumor: Sie diente ihr weniger dazu, der Wahrheit ins Auge zu sehen, als vielmehr, sie in die Schranken zu weisen; eine Methode, das Unausweichliche zu akzeptieren und zu leugnen – mit einem Hohnlachen.

Das war Ruth' Methode, mit einer Situation umzugehen, die meistens so übermächtig und beängstigend war, dass keiner von uns sie in ihrer vollen Tragweite begreifen konnte. Das ganze Jahr über herrschte ein Gefühl völliger

Unwirklichkeit, was den Ernst ihrer Krankheit betraf: Noch wenige Wochen vor ihrem Tod sah sie – abgesehen von ihrem ungewohnten Kurzhaarschnitt – so ziemlich aus wie immer.

Dank eines neu entdeckten Glaubens an die Wirksamkeit teurer Kosmetika sah sie sogar manchmal besser aus als je zuvor. Manche Menschen glauben an die Kraft des Gebets; Ruth glaubte an die Kraft vitaminangereicherter Feuchtigkeitscremes.

Paradoxerweise ging es ihr so richtig schlecht nur während der Behandlungen, der so gräulich ausgedehnten Chemo-Phasen. Dann konnten wir uns plötzlich nichts mehr vormachen: Wir lebten mit jemandem, der schwer krank war. Mummy fühlt sich schlecht, pflegten wir den Kindern zu sagen. Mummy muss Medizin einnehmen, und davon fühlt sie sich schlecht, aber vielleicht wird sie dadurch auch wieder gesund. Doch auch diese verquere Logik – so wider jeden gesunden Menschenverstand, dass man das Gefühl hatte, es *müsste* was Wahres dran sein – erwies sich zum Schluss als Täuschung.

Sosehr ihre forsche Art Ruth' Methode war, ihrem Krebs zu trotzen und ihn zu akzeptieren, lag darin doch auch ein Stück Selbstinszenierung zu unserem Wohl. Wenn sie etwas nicht ertragen konnte, waren es Leute in ihrer Umgebung, die lange Gesichter zogen, sich schrecklich fühlten und nicht wussten, was sie sagen sollten. Bevor sie zu krank wurde, um sich noch darum zu scheren, war Ruth geradezu himmelschreiend unduldsam mit Menschen, die ihrer Ansicht nach unangemessen mit der Tatsache umgingen, dass sie Krebs hatte.

Schon seit eh und je eine große Freundin von Listen – eine ihrer Methoden, die Welt zu organisieren, aber auch eine befriedigende kleine Neurose, die sie sich gestattete –, begann und verwarf sie diverse Mini-Verzeichnisse derjenigen, die von ihrer Beerdigung ausgeschlossen werden sollten, weil sie den «Krebs-Opfer»-Test nicht bestanden hatten. In einer bestimmten Phase gab es, glaube ich, sogar eine A-Liste der absoluten Parias und eine B-Liste derjenigen, die sich noch bewähren konnten – obgleich ein Präsent aus Konfekt oder Blumen (vorausgesetzt, es waren keine Nelken) wahrscheinlich gereicht hätte, um von der einen wie der anderen Liste gestrichen zu werden.

Ich verstand ihren Unmut, aber ich wusste

aus Erfahrung, dass es nicht immer leicht war, ihre Stimmung zu beurteilen. Manchmal war Ruth wütend über Leute, die das K-Wort ignorierten und nur über Alltäglichkeiten tratschten; bei anderen Gelegenheiten verkündete sie, sie habe das Thema satt und wünschte nur, dass die Leute nicht unaufhörlich von irgendeiner neuen Behandlungsmethode faselten, über die sie beim Zahnarzt im Wartezimmer gelesen hatten, oder davon, was ihre Tante gemacht hatte, als bei ihr Krebs diagnostiziert wurde.

Alles richtig zu machen gelang keinem von uns. Wenn ich etwas im Laufe von Ruth' letzten Wochen gelernt habe, dann, dass einem die Illusionen von einem friedlichen, würdevollen Tod und dem perfekten Familienabschied am Sterbebett mit ziemlicher Gewissheit geraubt werden. Wenn da noch irgendwelche Zipfel von Trost zu greifen sind, dann ist es ein überraschender Segen. Sterben ist gemein, hässlich und schmerzhaft; das ist ja auch eigentlich offenkundig, oder?

Ruth und ich waren beide optimistisch veranlagt. Vielleicht glaubten wir ein wenig zu sehr an unser Glück und daran, dass wir ein vom

Schicksal begünstigtes Leben irgendwie verdient hatten. Ohne dass wir uns sonderlich anstrengen mussten oder brennenden Ehrgeiz entwickelten, schien uns alles mehr oder weniger zuzufallen. Das heißt: Bis wir versuchten, Kinder zu bekommen. Zwei Jahre lang versuchten wir es, aber Ruth wurde nicht schwanger, und kein Arzt konnte die Gründe benennen. Frohgemut war ich stets davon ausgegangen, dass wir eines Tages Kinder haben würden, aber die Bilanz unseres Sexlebens, das den Charakter der Freizeitgestaltung zusehends verlor, sprach allmählich gegen die Wahrscheinlichkeit eines solchen Ereignisses. Dann bescherte uns das Schicksal unerwartet den grandiosesten Glückstreffer: Ruth wurde schon gleich nach unserem ersten Versuch einer «In-vitro-Fertilisation» mit Zwillingen schwanger. Perfekt! Zwei auf einmal, ein Junge und ein Mädchen – die Fertig-Familie.

Die Schwangerschaft war ein Martyrium für Ruth; eine andere Beschreibung hätte sie nicht geduldet. Vier Monate lang war ihr übel. Morgenübelkeit war in ihrem Fall ein völlig unzureichender Ausdruck: Sie wachte auf, musste sich übergeben; aß ein wenig Toast zum Frühstück, ging zur Arbeit und musste sich übergeben, als sie dort ankam; zwang sich, zum Lunch ein wenig zu essen, musste sich wieder übergeben; kam nach Hause, übergab sich mehrmals und ging ins Bett. Wir gewöhnten uns beide so an die ständige Würgerei, dass sie nach einer Weile Teil unseres Alltags wurde, kaum mehr der Erwähnung wert.

Und dann, kaum dass die Übelkeit einigermaßen nachgelassen hatte, schien Ruth' Körperumfang gigantisch zu werden – dieser ungemein anschwellende Bauch verbannte ihre gesamte Vor-Schwangerschafts-Garderobe in die Mottenkiste. Aber ich war ungemein stolz auf sie. Und obwohl es vielleicht schrecklich eingebildet war, fand ich, es zeige sich eben typische Großmut darin, dass wir Zwillinge bekamen. Es war Zeichen von Generosität – und Gier –, so charakteristisch für sie, für uns beide. Sie hat nie halbe Sachen gemacht, ja, ihr reichten nicht einmal die normalen Portionen. Nachschlag, bitte – her mit einem Doppelten!

Aber auch aus der schauderhaften Zeit der Morgen-Mittag-und-Abend-Übelkeit tauchte Ruth schließlich mit gewohnter Selbstsicherheit und ungebrochenem Sinn für provokative Possen wieder empor. Im Urlaub in Griechenland im Mai 1995, als sie im sechsten Monat schwanger war und ihr Bauch schon Karikaturproportionen aufwies, versetzte sie die einheimische Bevölkerung in Empörung, als sie auf dem Mountainbike um die Insel radelte. Obwohl sie schnaufte und pustete und so ungefähr alle 1000 Meter im Schatten Rast machen musste, hatte sie einen Riesenspaß an dem Aufsehen, das sie erregte.

Aber in jenem langen, heißen Sommer stellte die physische Belastung durch die Schwangerschaft sie auf eine harte Probe. Einmal, als sie ein paar Wochen nach jenem Urlaub in der Nähe unseres Hauses spazieren ging, stolperte sie und stürzte – so sehr hatte sich ihr körperlicher Schwerpunkt verschoben. Ihr war übel vor Schmerzen – da sie sich, wie sie noch nicht wusste, einen Fußknochen gebrochen hatte –, aber es gelang ihr, ein Taxi anzuhalten, buchstäblich hineinzukrabbeln und auf die Unfallstation gebracht zu werden.

Vielleicht ist es eine weit hergeholte Unterstellung, aber manchmal habe ich im Nachhinein das Gefühl, dass die Erfahrung aus der anstrengenden Schwangerschaft mit Zwillingen sie – wenn auch fast unmerklich – lehrte, ihrem Körper zu misstrauen, zu erspüren, dass er nicht mehr der verlässliche, pflegeleichte Freund war wie bisher. Sie sagte selbst immer wieder, es käme ihr vor, als seien die Föten, die sie in sich trug, ihr irgendwie feindlich gesonnen – als seien sie parasitäre Aliens. Es hatte nichts mit ihrer Einstellung zur Mutterschaft zu tun; da war sie rückhaltlos positiv. Es war nur die von ihr gewählte Umschreibung für das physische Erleben der Schwangerschaft.

Wenn Ruth die Liebe zu ihrem Körper verlor, dann war das, vor ihrem Krebs, vielleicht ein so allmählicher Prozess, dass sie ihn nicht in seinem gesamten Ausmaß wahrnahm. Mit der Schwangerschaft tat sie sich schwer, im wahrsten Sinne des Wortes und in jeder Beziehung; die Geburt, letztendlich durch Kaiserschnitt, war traumatisch, und das Stillen wurde zur Plage. All diese physischen Metamorphosen und hormonellen Mutationen brachten, denke ich, bei ihr jenes fein ausbalancierte Empfinden, den Körper und seine Bestimmung unter Kontrolle zu haben, aus dem Gleichgewicht. Es hatte eine subtile Entfremdung stattgefunden – noch bevor der Krebs zwei Monate nach dem ersten Geburtstag der Zwillinge diagnostiziert wurde.

Und als er kam, machte der Krebs die Ahnung, dass da etwas gestört war, zur allzu greifbaren Realität. Krebs ist immer grausam, aber dem Brustkrebs wohnt eine besonders bittere Ironie inne. Die Brust, Symbol alles Mütterlichen, Quell der lebenserhaltenden Muttermilch, Garant dafür, dass die Neugeborenen immun gegen Krankheiten sind – dass für jede zwölfte Frau die Brust die Saat ihres Todes in sich tragen kann, erscheint wie der geschmacklose Scherz eines Frauenverächters.

Wenn ich die Augen schließe und auf eine Zeitreise gehe, kann ich noch immer die köstliche Schwere von Ruth' linker Brust in meiner rechten Hand spüren. Eros und, wie sich herausstellen sollte, Thanatos, so wundervoll in meiner Handfläche geborgen. Das war, bevor wir von ihrem Krebs wussten. Nachdem wir es erfahren hatten, empfand ich es als unerträglich, sie dort zu berühren. Sie schien mir diese Zimperlichkeit nie übel zu nehmen, aber rückblickend gesehen, wuchs der Knoten nicht nur in ihr, sondern auch zwischen uns, breitete sich so unerbittlich aus wie der Krebs selbst.

Kaum verwunderlich, dass der Krebs Schriftsteller und Dichter als Metapher für soziale Auflösung und politische Entfremdung so fasziniert: Er verrichtet sein grausames Werk auf vielen Ebenen. In den letzten paar Wochen, als der Krebs sich rapide jenem ultimativen Pyrrhus-Sieg näherte, mit dem er seinen Wirt tötet, hatte ich oftmals das Gefühl, dass mit Ruth' langsamem Sterben schleichend auch unsere Beziehung starb.

Man stellt sich den Tod immer als plötzliches Ereignis vor, als einen sauberen Schnitt zwischen Sein und Nichtsein, Besitz und Verlust – und für manche, die etwa dem Trauma ausgesetzt sind, einen geliebten Menschen unvermittelt durch Unfalltod zu verlieren, dürfte es wohl so sein. Aber bei einer fortschreitenden Krankheit wie Krebs ist das Sterben ein erbarmungslos zermürbender Prozess der Entfremdung. Man möchte so gern das Richtige tun und sagen, aber man ist verdammt zur Frustration, zum Versagen und zur Trauer. Das einzig wirklich «Richtige» wäre, die Person, die man liebt, wieder gesund zu machen, und das ist die eine große göttliche Aufgabe, die man nicht erfüllen kann.

Ich weiß, dass ich viele schwer wiegende Fehler gemacht habe: Unsere Beziehung ist ein unleugbares historisches Faktum – elf Jahre lang war sie, vor dem Krebs, das, was sie war, und nichts kann das ändern. Und sie lebt in unseren Kindern so real weiter, wie es nur möglich ist: Größere Gnade ist nicht denkbar.

Ich weiß auch, dass Reue und Schuldgefühle die klassischen Symptome in einer Trauersituation sind. Mir ist sehr wohl klar, dass meine Gefühle in gewissem Sinn nichts als Klischees sind. Dennoch ändert sich dadurch die zornig nagende, subjektive Wahrheit des Empfindens ganz und gar nicht. Ich wünschte nur – und wie ich das wünschte –, ich hätte es irgendwie hinbekommen: Ruth ganz so wie in früheren Tagen zu lieben oder ihr das Gefühl zu geben, sie werde geliebt, und das bis zum bittern Ende.

Aber die Wahrheit ist, dass es nicht mehr möglich war. Der Krebs hatte sich unberechenbar ausgebreitet, seine bösartigen Ablegerzellen ausgeschickt, sich wild wuchernd zu vermehren und Verwüstungen anzurichten wie Termiten-Armeen. Der Krebs veränderte alles: Er dirigierte uns auf verschiedene Bahnen, strapazierte unser gegenseitiges Verständnis aufs äußerste und brachte uns schließlich ganz und gar auseinander. Am Ende konnte ich sie nicht mehr erreichen, und mir kam das wie ein Versagen vor. Und dann war sie von uns gegangen.

Weil man Ruth zwei Jahre zuvor gesagt hatte, ihr Knoten sei harmlos, hatten wir beide gelassen reagiert, als er offenkundig zu wachsen begann. So selbstgefällig – und blind – hatten wir in unserem Wolkenkuckucksheim gelebt, dass ich sie nicht einmal begleitete, als sie im Oktober 1996 die Ergebnisse ihrer zweiten Untersuchungsreihe abholen ging.

Von einem Münzfernsprecher im Krankenhaus rief sie mich bei der Arbeit an, verstört und unter Tränen, kaum in der Lage, die Worte herauszubringen: «Es ist Krebs. Ich habe Krebs.» Der Schock jenes Augenblicks hat Narben auf meiner Seele hinterlassen. Der Tisch, auf den ich mich stützte, schien plötzlich unter mir ins Bodenlose zu fallen. Mir wurde heiß und augenblicklich eiskalt; meine Schultern schienen nachzugeben unter dem Gewicht meines Kopfes, der zu zerspringen drohte. Was? Wie? Oh, Gott. Okay, ich komme auf der Stelle nach Hause.

Selbstredend hatte Ruth nichts getan, um dergleichen heraufzubeschwören. Sie war ein aktiver Mensch, stets fit. Es hatte eine Zeit gegeben, da sah ich in ihr meine Amazone; und obwohl sie nie der Inbegriff des sportlichen Typs war, erfreute sie sich auf selbstironische Weise an dem kleinen Triumph, South-Glamorgan-Jugendmeisterin im Hochsprung gewesen zu sein. Wie ich radelte sie überallhin, und ein- oder zweimal die Woche – zumindest vor ihrer Schwangerschaft – schaffte sie es auch ins Schwimmbad. Sie aß gut, rauchte nicht, trank nicht viel und genoss ihren Schlaf mehr als jeder andere, den ich kenne. Und soweit wir wussten, hatte es in ihrer Familie auch sonst keine Fälle von Brustkrebs gegeben.

Doch anfänglich kurierte uns nicht einmal die Tatsache, dass Ruth Krebs hatte, von unserem Optimismus. Es war hart – wie zwölf Runden gegen einen Schwergewichtschampion: Jede kleine Einzelheit einer schlechten Nachricht traf wie ein Boxhieb, der dich auf die Bretter schickt, benommen und nach Luft ringend. Aber du rappelst dich immer wieder auf, bevor du ausgezählt wirst. Als betteltest du um den nächsten Schlag, aber was sollst du sonst tun?

Zuerst war es Krebs im fortgeschrittenen Stadium, dann war es weit fortgeschritten. Ein paar Wochen später bestätigte sich, dass die Krankheit unheilbar war: Der Krebs hatte den verhängnisvollen Sprung aus ihrer linken Brust und deren Lymphsystem in ein anderes Gewebe getan, nämlich in das Knochengewebe ihres Brustbeins. Sie hatte den Verdacht schon gehegt: Wegen der für Knochenkrebs charakteristischen Schmerzen, die bereits eingesetzt hatten. Damit war ein Schema angelegt, dementsprechend sie die schlechte Nachricht schon kannte, bevor die Ergebnisse aus dem Krankenhaus sie bestätigten; ihr Körper informierte sie – über den Krebs in der Lunge, der Leber und schließlich dem Gehirn.

Ende Juli klagte sie ständig über Kopfschmerzen und zunehmend auch über Schlaflosigkeit. Erstere ließen sich jedoch anscheinend durch eine niedrige «Erhaltungs»-Dosis von Steroiden ziemlich gut unter Kontrolle bringen, die die Entzündungen um die Tumore, sowohl in ihrem Gehirn wie in ihrer Leber, hemmten. Eine Zeit lang schoben sie das Unausweichliche hinaus und schenkten Ruth noch einige Wochen scheinbar guter Gesundheit.

Das ungeschriebene Gesetz der Pharmakologie ist aber wohl: Keine Wirkung ohne Nebenwirkung. Der Preis für die Einnahme von Steroiden war erstens einmal ein nicht zu bremsender Appetit – ohnehin nicht gerade eine Domäne großer Selbstbeherrschung für Ruth – und letztendlich das typische cortisonbedingte Vollmondgesicht bis hin zum völligen Verschwinden der Wangenknochen, die ultimative Schmach.

Was das Schlafen betrifft, so geschah es noch ziemlich häufig, dass eines der Kinder nachts aufwachte und versorgt werden musste. Da Schlafunterbrechungen zum Berufsrisiko von Eltern gehören und gesunder Schlaf so leicht zu verlieren und so schwer wiederzuerlernen ist, machte ich mir keine großen Gedanken, zumal ich es nicht für unnatürlich hielt, dass Ruth aus Angst und Sorge wegen ihres «unheilbaren Zustands» Schlafschwierigkeiten hatte. Als ein Arzt ihr Valium verschrieb, schien das zumindest für ein paar Tage zu helfen.

In jener Woche Anfang August hatte Ruth sich ohne mein Wissen extrem damit gequält, ihre Kolumne für den *Observer* zu schreiben. Die unvollendete Rohfassung sollte ihre letzte

Arbeit sein. Da ihr das Schreiben normalerweise leicht von der Hand ging, für sie natürlich und selbstverständlich war, müssen ihre Besorgnis und die Ahnung, dass da jetzt tatsächlich etwas erheblich aus den Fugen geraten war, bestimmt dadurch verstärkt worden sein, dass sie das Ding nicht bis zur Mittagspause «fertig gestrickt» bekam, wie es ihr bis dahin immer gelungen war.

Als ich am Freitag zur Arbeit fuhr, hatte ich keine böse Vorahnung, sondern nur wie gewöhnlich das dumpfe, düstere Bewusstsein unserer traurigen Lage im Hinterkopf. Normalerweise kümmerte sich Ruth freitags um die Kinder, wenn auch inzwischen ihre Mutter immer öfter zur Hilfe kam. Den Rest der Woche arbeitete sie, aber die Entscheidung für ein verlängertes Wochenende war ihr Kompromiss, Karriere und Mutterschaft zusammenzubringen.

Es war ihre Mutter, die mich an jenem Nachmittag anrief, um mir zu sagen, dass Ruth sich ins Guy's Hospital, wo sie die ganze Zeit über behandelt worden war, hatte einliefern lassen, weil sie unter immer häufiger auftretenden Panikattacken litt. Sie hatte sogar von der Furcht gesprochen, die Kontrolle zu verlieren und aus dem Fenster zu springen. Als ich dort eintraf, hatten die Ärzte eine Psychiatrie-Schwester vor ihre Tür beordert – eine automatische Maßnahme, wenn jemand, auch nur hypothetisch, Selbstmordabsichten bekundet hat.

Ich war schockiert: Wie hatte das so schnell passieren können? Warum hatte ich es nicht kommen sehen? Ich kann es nicht erklären, außer dass Ruth sich vielleicht so lange, wie es nur irgend ging, verbissen gewehrt hatte, verzweifelt bemüht, sich gegen den geistigen Zerfallsprozess zu stemmen, bis ihre Kraft nachließ und die Verwirrung abrupt einsetzte.

Ich weiß nicht mehr viel von jenem Abend. Ruth muss wohl ruhig gestellt worden sein – man verordnete ihr zusätzlich Valium, damit sie besser schlafen konnte. Mein erster Gedanke und anscheinend auch der des Psychiaters, der sie untersucht hatte, war, dass Schlafentzug und allgemeine Angstzustände eine Art Nervenzusammenbruch ausgelöst hatten. Das erschien einleuchtend. Sie hatte es so lange durchgefochten, dass ein Zusammenbruch irgendeiner Art unvermeidlich war.

Und doch – es schien so gar nicht zu Ruth zu passen. Auch in ihren verzweifeltsten Augenblicken, in jenen Wochen, nachdem die Zwillinge geboren wurden, als sie ebenfalls tagelang kaum schlief und das Gefühl hatte, den Verstand zu verlieren, hatte sie auf mich nie so gewirkt. Das hier war anders: Im Laufe des Wochenendes wurde es nachts besser, und sie schlief einen durch Beruhigungsmittel gestützten Schlaf, aber sie war nicht mehr die Ruth, die wir kannten. An ihre Stelle war eine dumpfe, lethargische und willenlose Person getreten, die ich absolut nicht wieder erkannte.

Bis zum Montagmorgen hatten beunruhigte Beratungen zwischen Ruth' Schwester Justine, ihrer Mutter Hilary und mir zu der übereinstimmenden Meinung geführt, dass der Hirntumor mitverantwortlich sein musste. Manchmal konnte ich nicht abschütteln, was ich in Ruth' leerem Gesichtsausdruck und den verständnislos und schreckerfüllt blickenden Augen wieder zu erkennen meinte, weil ich es irgendwo schon einmal gesehen hatte: Sie erinnerten mich sehr an die Filmaufnahmen einer Kuh im letzten Stadium von BSE, wie sie taumelt und zusammenknickt, nichts mehr kennt als Fassungslosigkeit und Furcht. Es mag sich schrecklich anhören, wenn man von einem geliebten Menschen so spricht, aber es gibt nichts Schrecklicheres als festzustellen, dass dieser Mensch sich verflüchtigt hat und ein hirngeschädigter, zombiegleicher Doppelgänger seinen Platz beansprucht.

Ruth hatte in ihrer Kolumne freudig die Ansicht ihres Onkologen zitiert, dass die Lebertumore sie wahrscheinlich früher hinwegraffen würden als der Tumor im Gehirn. Aber jetzt wurde Ruth tatsächlich *doch* noch irre, und es war nicht die unheimliche Paranoia der Schizophrenie oder die affektgeladene Ausschweifung der Manie; es war die stumpfe, blöde Morbidität der Lobotomierten. Denn das war es, was der Tumor Ruth antat: Klammheimlich führte er seine ureigene primitive Version einer Frontal-Lobotomie aus.

Das bedeutete, sie würde nie mehr schreiben können, und – bis auf ein paar zwei- oder dreizeilige E-Mails während ihrer letzten Lebenswochen im September – brachte Ruth, nachdem sie sich selbst ins Krankenhaus eingewiesen hatte, auch nur noch eine Hand voll kurzer Briefe an ihre Kinder Joe und Lola, an mich, an ihre Mutter, ihre Schwester, ihren Vater und zwei ihrer ältesten Freundinnen, Carrie und

Jenny, zustande. Mit leicht unsteter Hand geschrieben, in kurzen, abgehackten Sätzen und naiven Worten, aber voll zutiefst empfundener Liebe und Großherzigkeit, sind sie die verzweifelten letzten Botschaften einer Frau, die spürt, dass ihr Geist aufgibt. Voller Grausamkeit war der Krebs: Bei der unheilbaren Krankheit ließ er es nicht bewenden, sondern voller Willkür quälte er sie auch noch mit der Schmach geistiger Verwirrung.

Eine Operation kam natürlich nicht mehr infrage. Auch wenn die Neurochirurgie jemandem mit einem Hirntumor wie dem von Ruth hätte helfen können, in ihrem Fall stand unabdingbar fest, dass der Leberkrebs ihr höchstens noch einige Monate gelassen hätte. Unter diesen Umständen war eine größere Operation in niemandes Interesse. Aber Strahlentherapie stand noch immer zur Wahl. Von allen Therapieformen, die man bei Ruth zur Anwendung gebracht hatte, war dies die einzige Behandlungsweise, von der sich eventuell noch behaupten ließ, dass sie gewirkt hatte – die Schmerzen in den Knochen waren schnell behoben worden, und im Lauf der Zeit war sogar der ursprüngliche Tumor in der Brust zur Bedeutungslosigkeit geschrumpft.

Während sich die Leber nicht ohne lebensbedrohende Konsequenzen bestrahlen lässt, können Hirntumore durchaus gut auf Strahlen ansprechen. Man sagte uns, es bestehe eine gewisse Gefahr, da das Hirngewebe, wenn es von den Cobaltstrahlen «gekocht» wird, anschwillt. Der Druck innerhalb des Schädels kann dadurch so stark werden, dass Krampfanfälle und andere Symptome die Folge sind. Angesichts des Umstands, dass Ruth' Hirnfunktion bereits beeinträchtigt war und sich ohne Behandlung wahrscheinlich weiter verschlechtern würde, erschien es angezeigt, so schnell wie möglich zu handeln. Ein Nachteil der Strahlentherapie besteht jedoch darin, dass ihre Wirkung kumulativ und langsam ist: Es würde mindestens zwei oder drei Wochen dauern, bis wir irgendwelche Wirkungen würden feststellen können. Aber wir fanden, wenn auch nur die geringste Möglichkeit bestünde, mithilfe der Strahlentherapie Ruth' Verstandeskräfte wieder aufzubauen, sei es das Risiko wert.

Als wir uns erst einmal zu dieser Verfahrensweise entschlossen hatten, brannten wir voller Ungeduld darauf, dass endlich begonnen wurde. Doch als der Radiologe als vorbereitende

Maßnahme zur Behandlung eine Computertomographie machen ließ, zeigte diese weitaus geringere Veränderungen und Schwellungen im Gehirn, als Ruth' verwirrter Geisteszustand hätte erwarten lassen. Es verging ein weiterer Tag, ohne dass etwas geschah, und erst als eine psychiatrische Beurteilung bestätigte, dass Ruth' Symptome – gedankliche Verwirrung, Blockierung der Denkprozesse in repetitiven Zyklen, Enthemmtheit, Schwanken zwischen kindlicher Abhängigkeit und plötzlicher Aggressivität – auf klassische Weise zu einer Frontallappen-Schädigung passten, wurde einer Strahlentherapie zugestimmt.

Zeitweilig waren unsere Frustration und das Gefühl missachteter Dringlichkeit fast unerträglich, aber vielleicht war es richtig, vorsichtig und mithilfe eines sozusagen kollektiven Entscheidungsprozesses vorzugehen. Mir kam es paradox vor, dass eine der ausgereiftesten Hightech-Untersuchungsmethoden, die Computertomographie, so irreführend hatte sein können – sodass wir erst der viel weniger präzisen, aber unendlich viel sensibleren diagnostischen Künste eines Psychiaters bedurften, um wieder auf den richtigen Weg gelenkt zu werden.

Unterdessen schwankte Ruth' Zustand dramatisch. Als Erstes ließ sie sich morgens von der Schwester Wochentag und Datum sagen. Das schrieb sie sich dann auf die Hand, manchmal zusammen mit einer Gedächtnisstütze wie «Matt regelt alles» oder «Matt und Justine regeln alles». Sobald sie von Verwirrung überwältigt wurde, was ständig geschah, griff sie auf dies Mantra zurück. Es schien sie für einige Minuten zu beruhigen, bevor sie dann wieder mit den erregten, letztlich sinnentleerten Frage-und-Antwort-Salven loslegte, die sie plagten.

Manchmal war dieses Vertrauen in mich und ihre Schwester lieb und rührend und machte es ein wenig leichter, unserer energischen Ruth inzwischen alle wichtigen Entscheidungen abnehmen zu müssen. Aber bei anderen Gelegenheiten verfiel sie unvermittelt in Feindseligkeit, ein Zeichen für den Unmut, den sie verspürte, aber nicht verstand; Unmut darüber, dass sie die Kontrolle über ihr Leben verloren hatte.

Gleichzeitig trat bei Ruth, wie es in der Terminologie der Psychiatrie heißt, eine «Enthemmung» ein. Ihr Gefühl für sozial angemessenes Verhalten versagte. Manchmal waren es nur Banalitäten: Es fiel zum Beispiel auf, dass es sie absolut nicht kümmerte, ob sie unter ihrem Nachthemd auch ein Höschen trug, wenn sie auf dem Bett saß und sich mit einem Arzt unterhielt. Aber bei anderer Gelegenheit war sie gegenüber dem Professor der Onkologie so extrem und urkomisch unhöflich, dass man am liebsten im Boden versunken wäre.

Mochte ihre Persönlichkeitsstruktur sich auch auflösen, diese respektlose Unduldsamkeit blieb eigenartigerweise eine für Ruth typische Eigenschaft. Sie hatte immer schon, wie sie selbst stolz einräumte, «ein Problem mit Autorität». Nach jener unerfreulichen Begegnung versuchten wir ihr jedoch einzupauken, sich den Ärzten gegenüber nicht feindselig zu verhalten. Wie berechtigt Ruth' Gefühl auch sein mochte, in der Vergangenheit vom Krankenhaus im Stich gelassen worden zu sein, jetzt versuchten die Ärzte unbestreitbar, ihr Bestes zu tun.

Wieder machte Ruth bei ihrem Krankenhausaufenthalt ständig Listen – Verzeichnisse dessen, was sie über ihren Zustand wusste, Aufstellungen der Medikamente, die man ihr verordnet hatte, Listen von Prioritäten, ja sogar eine Gästeliste für die Party zum zweiten Geburtstag der Kinder, der in diesem Monat noch bevorstand. Auch das war charakteristisch für Ruth. Außer dass jetzt ihre Listen nicht mehr die Terminplanung der angehenden Superfrau waren, sondern der verzweifelten Bemühung entsprangen, ihre Gedanken zu ordnen und einen letzten kleinen Einfluss auf die Realität zu behalten.

Doch was immer sie auf ihre Hand schrieb und welche Entscheidungen über ihre Behandlung getroffen wurden, in Wirklichkeit regelte Ruth immer noch alles selbst. Mittwochmittag hatte sie den Entschluss gefasst, nach Hause zu kommen, und sehr bald mündete ihre verzweifelte Entschlossenheit in solche Hektik, dass sie – obwohl wir noch nervös auf die Stellungnahme des Psychiaters warteten – den Flur entlang zu den Aufzügen marschierte. In dieser Situation war sie nicht einmal zu überreden, sich von ihrer Schwester im Auto fahren zu lassen; sie ginge jetzt auf der Stelle, und zwar zu Fuß. Nach allerhand Aufregung und einem leichten Handgemenge mit der verantwortlichen Schwester hatten wir panische Angst, ein Arzt könne hereinschneien und verlangen, Ruth ruhig zu stellen oder gar in die geschlossene Psychiatrie einzuweisen.

Aber schon eine Minute später war sie besänftigt, als ich mich einverstanden erklärte, mit ihr zusammen den ungefähr eine Meile langen Weg vom Guy's zu unserem Haus in Walworth zu laufen. Ich wusste nicht, ob das klug war, aber es schien die einzige Möglichkeit zu sein, einen hässlichen und eventuell verhängnisvollen Auftritt im Krankenhaus zu vermeiden.

Es war ein warmer Augusttag. Wir hielten uns bei den Händen, und Ruth lächelte auf dem gesamten Nachhauseweg, siegesbewusst und glücklich. Die Psychiatrie-Schwester, eine intelligente und verständnisvolle junge Frau, folgte für den Fall, dass Ruth plötzlich ausreißen sollte, im diskreten Abstand von fünfzehn Schritten. Wir müssen eine sonderbare kleine Parade abgegeben haben, und für die, die Bescheid wussten, einen traurigen Anblick, aber wie viele schreckliche Dinge hatte auch das im Nachhinein einen Hauch von Komik.

Was Ruth betraf, so war sie mittlerweile der Ansicht, dass das Krankenhaus an ihrer Unruhe und Verwirrung schuld war. Sie war überzeugt, dass sie sich in vertrauter heimischer Umgebung besser fühlen würde. Aber Heim und Herd wirkten nur wenige Stunden lang beruhigend. Es wurde sehr bald deutlich, dass ihre unzusammenhängenden Gedanken und ihre Erregung nicht nur unerwünschte Nebenwirkungen des Krankenhausaufenthaltes waren.

Dass sie noch immer unter der «Enthemmtheit» litt, die der Psychiater konstatiert hatte, wurde anschaulich, als Ruth zu essen anfing, was die Kinder an Baked Beans und Würstchen beim Abendessen übrig gelassen hatten. Ruth war seit ihren Teenagerjahren Vegetarierin: Vierzehn Tage früher hätte ein Mund voll Würstchen sie zum Würgen gereizt. Jetzt schlang sie alles mit jener Zwanghaftigkeit herunter, die von den Steroiden entfacht wurde.

Während Ruth sich zuvor im Krankenhaus bei Besuchen von Joe und Lola stets zusammenzureißen schien, um zumindest den Anschein von Normalität zu erwecken, ergab sich jetzt ganz klar die Gefahr, dass die beiden miterleben müssten, wie sehr ihre Mutter unter der eigenen Unfähigkeit litt, sich auf vernünftige Weise verständlich zu machen. So schmerzhaft es sein mochte, es galt, eine andere Lösung zu finden. Als wir das Sicherheitsnetz der krankenhauseigenen palliativen Betreuung in Anspruch nehmen wollten, machte man uns auf das «Trinity Hospice» in Clapham aufmerksam.

Am Donnerstag nahmen wir das Hospiz in Augenschein. Ruth und ich sprachen mit einer Ärztin über eine mögliche Aufnahme, und Ruth begann, von ihrer Krankheit und deren Verlauf zu berichten. Anfangs sprach sie so flüssig wie eh und je. Als sie dann auf den aktuelleren Zustand kam, verhaspelte sie sich zusehends, bis sie plötzlich keinen einzigen Gedanken mehr in Worte fassen konnte. Es war, als sähe man einen Lastwagen in eine Sandgrube fahren. Ich brauchte die Geschichte eigentlich gar nicht mehr zu vervollständigen. Es reichte der Ärztin.

Die Entscheidung, Ruth in das Hospiz zu «geben», war absolut qualvoll, auch nach einer zweiten beinahe schlaflosen Nacht zu Hause, in der ich darauf gewartet hatte, dass die Beruhigungsmittel endlich ihr sich unaufhörlich wiederholendes Geplapper lahm legen würden. Einen betagten Verwandten ins Altersheim einzuliefern muss wohl vergleichbare Schuldgefühle und Selbstvorwürfe auslösen, aber zumindest dürfte es einem doch vorkommen, als entspräche eine solche Entscheidung irgendwie «dem natürlichen Lauf der Dinge». Die 33-jährige Partnerin, die beste Freundin, den Menschen, der einem in jeder Beziehung gleichgestellt und ebenbürtig ist, in ein Pflegeheim zu geben ist die reine Tortur. Auch wenn alle zustimmen, dass man das Richtige tut, dass dies die einzig sinnvolle Lösung sei, bleibt es doch die einsamste Entscheidung der Welt. Natürlich gibt es keine gesetzliche Möglichkeit, jemanden in einem Hospiz festzuhalten, aber mir kam es vor, als würde ich meine Frau wegsperren wie die Irre auf den Dachboden.

Am Freitagmorgen nach der Strahlentherapie fuhr ich sie also hinüber ins «Trinity Hospice» und ließ sie dort, um die Zwillinge von der Tagesstätte abzuholen und ins Bett zu bringen. Genau eine Woche war vergangen, seit Ruth sich ins Guy's eingewiesen hatte.

In den nächsten paar Tagen schien sich Ruth mit eigener Kraft aus den Krallen der Demenz zu befreien. Sie wurde ruhig und freundlich, ja sogar sanftmütig. Das war nicht mehr die irre redende Ruth, die wir eben noch hatten aushalten müssen, aber diese weggetretene, ruhig gestellte Ruth, ohne einen Funken ihres halsstarrigen Willens, war auch nicht sie selbst. Eine

Woche hatten wir jetzt damit verbracht, uns allmählich mit der Möglichkeit abzufinden, dass die Person, die wir liebten, unwiederbringlich der Vergangenheit angehörte, dass Ruth' Gehirn durch die massenhafte Wucherung von Tumorzellen irreparabel geschädigt war. Obwohl mir oft zum Heulen zumute war, hielt ich in der friedlichen Umgebung des wunderschönen Hospizgartens meine Tränen zurück: Ich wusste, dass sie in dieser Phase Ruth belasteten und verwirrten, da sie mitzuempfinden versuchte, ohne zu verstehen, *warum* mir das Herz brach. Ihre Schwester und ihre Mutter wussten das ebenfalls.

Im Laufe der nächsten paar Tage fand sie nach und nach einen Teil jener Willenskraft wieder – zumindest genügend, um darauf zu bestehen, dass die Medikamente reduziert wurden und sie wieder nach Hause kam. Und so drifteten wir gut zwei Wochen lang zwischen Zuhause und Hospiz hin und her, unter der stets freundlichen, geduldigen und teilnahmsvollen Obhut der dortigen Ärzte und Schwestern. Für mich war es dennoch eine nervenaufreibende und oft auch qualvolle Phase: Ich wurde mehr als je zuvor zum leidigen Aufpasser, aber ich erkenne rückblickend, dass Ruth schrittweise ihren Verstand zurückgewann.

Es war jedoch ein furchtbar wechselvoller Prozess. Manchmal hatte es den Anschein, als habe Ruth zu ihrem rebellischen Wesen zurückgefunden. Einmal, als ich zur Arbeit gegangen war und Ruth der Obhut meiner Mutter anvertraut hatte, während die Kinder in der Tagesstätte waren, beschloss Ruth urplötzlich, dass sie zur Bank gehen wollte. Was meine Mutter auch einzuwenden hatte, Ruth ließ sich nicht von ihrem Plan abbringen, und obwohl der körperliche Verfall aufgrund der Belastung durch die vielen Tumore unübersehbar war und es sie bereits große Mühe kostete, Treppen zu steigen, marschierte sie wutentbrannt los in Richtung Elephant & Castle-Einkaufszentrum.

Meine Mutter rief mich augenblicklich an, und wir kamen überein, dass sie Ruth einfach in unauffälligem Abstand folgen sollte, um sicherzustellen, dass nichts Schreckliches passierte. Das tat sie auch und musste sich dabei wie die billige Parodie eines Privatdetektivs verhalten. Sie folgte Ruth in die Bank, wo sie zusah, wie sie ein paar Schecks einreichte, und dann folgte sie ihr wieder hinaus.

Dann schien Ruth plötzlich jegliche Orientierung verloren zu haben und nicht mehr zu wissen, was sie eigentlich vorhatte. Vielleicht weil sie die Busse auf der anderen Straßenseite sah, wollte sie gerade unbekümmert loslaufen, als meine Mutter auf sie zustürzte und sie gerade noch zurückhalten konnte. Meine Mutter gab vor, ganz «zufällig» da zu sein, aber das war kaum nötig, denn Ruth, mit einemmal abgekämpft, schien ihren vorangegangenen Ärger völlig vergessen zu haben und war höchst erfreut, sie zu sehen. Langsam gingen sie dann zusammen nach Hause.

Das war eine typische Episode: Ruth, die ihre Unabhängigkeit forderte und jede Beeinträchtigung aus tiefstem Herzen übel nahm, auch wenn diese weniger durch uns als durch ihr eigenes Unvermögen entstand. Ich glaube, sie musste diesen Konflikt einfach pflegen, um am Leben zu bleiben. Er war in bestimmter Hinsicht eine Motivation.

Aber es gab auch sonnigere Momente, besonders in den letzten ein, zwei Wochen, als die Strahlentherapie anscheinend Wirkung zeigte und viele von Ruth' Wesenszügen wieder zutage kamen. Als wir zum ersten Mal ihren geliehenen Rollstuhl benutzten, um mit den Kindern einen Spaziergang im St. James's Park zu machen und die Blumen für Prinzessin Diana vor den Toren des Buckingham Palace anzuschauen, vergossen sie und ihre Mutter Tränen vor Lachen über die Absurdität der Situation: Ruth in einem Rollstuhl!

Die Kinder hielten es für eine tolle neue Sache, in «Mummys Sportkarre» mitzufahren, und zankten sich, wer als Nächstes drankam. Es war erstaunlich mitzuerleben, wie schnell sie sich jeder neuen Episode in der hoffnungslosen Geschichte von Ruth' Siechtum anzupassen vermochten. Sie waren doch gerade erst zwei, hatten aber die Hälfte ihres Lebens mit der Tatsache umgehen müssen, dass ihre Mutter krank war. Etwas anderes hatten sie kaum je gekannt, auch wenn Ruth bis zu ihrem geistigen Kollaps auf verblüffend überzeugende Weise die gesunde und fitte Frau gespielt hatte. Gerade erst zwei Wochen zuvor hatte sie auf der Gower-Halbinsel in Wales, wo wir Urlaub machten, Joe kilometerweit am Strand auf den Schultern getragen.

Oft jedoch behandelte Ruth uns Erwachsene

eher ungeduldig und gereizt. Die Überlebenden haben ihre Schuldgefühle, die Sterbenden ihre gerechtfertigte Wut. Da ich mittlerweile immer mehr Entscheidungen für sie treffen musste, denen sie nur zähneknirschend zustimmte, war ich oft ihr «Kerkermeister». Ich schrieb eine Reihe langer, vor Selbstmitleid triefender E-Mails an eine Freundin in Übersee. Sie hatte den Mut, mir zu sagen, was ich schon wusste, aber noch nicht wirklich in Worte zu fassen wagte: Dass ich wahrscheinlich jetzt von Ruth alles an Liebe bekommen hatte, was ich je bekommen würde. Die Phantasievorstellung von *tendresse* der letzten Tage wollte sich also wieder einmal ganz und gar nicht erfüllen.

So schwer es mir damals fiel, das zu akzeptieren, jetzt kann ich darin ein gewisses Verhaltensmuster finden, das sogar einleuchtend ist. Die Sterbende muss ihre Verbindungen zur Welt kappen, sich absondern: Das ist der Prozess der Entfremdung, den ich noch immer bitterlich beklage, der aber auch ein notwendiger Teil des Loslassens ist.

Ebendies geschah vor meinen Augen langsam mit den Kindern. Als Ruth Tag um Tag unter der Belastung durch den Lebertumor körperlich schwächer wurde, konnte sie für die Zwillinge immer weniger tun: Sie konnte sich nicht mehr bücken, um sie hochzuheben, nachts nicht mehr aufstehen, um sie zu versorgen, konnte nicht mehr Kletterstange und Punchingball für sie sein. Nach und nach gewöhnten die beiden sich daran, dass sie krank war und diese Mama-Sachen nicht mehr mit ihnen machen konnte.

Am Abend, bevor sie in der übernächsten Nacht starb, schleppte sie sich im Haus meiner Eltern die Treppen hinauf und machte auf jeder zweiten Stufe Halt. Sie wollte mir helfen, die Kinder ins Bett zu bringen. Der Besuch bei meinen Eltern war ein Trost dafür, dass wir schließlich doch ein Wochenende in Irland abgesagt hatten, das Ruth seit Wochen geplant hatte und sich geradezu wie eine weitere verlockende Karotte des Überlebens vor der Nase baumeln ließ. Ich konnte sie nicht mit meinen Vorbehalten gegenüber der irischen Expedition konfrontieren: Ihr irgendetwas zu verweigern war, als risse man einem zum Tode Verurteilten die letzte Zigarette aus dem Mund.

Ich hob Joe hoch, damit er sich auf ihren Schoß kuscheln konnte, und ging dann zum

Nachbarbett, um Lola ihr obligatorisches Glas Milch zu geben. Es gehörte zu unserem Schlafenszeit-Ritual, dass wir den Zwillingen bei gedämpftem Licht ihre bevorzugten Kinderreime und Wiegenlieder vorsangen. Ruth, die musikalisch war, gab den Ton an und schimpfte dann unvermeidlich irgendwann mit mir, weil ich falsch sang oder die Melodie nicht halten konnte. Jetzt übernahm ich die Führung, und sie folgte mit matter Stimme.

Nach ein paar Minuten kletterte Joe ganz einfach von Ruth' Schoß, kam herüber und legte sich zu mir und Lola aufs Bett. Nicht noch einmal im Leben möchte ich etwas so Trauriges sehen müssen wie die zusammengekauerte Silhouette der armen Ruth in dem schmalen Lichtstrahl, der durch den Türspalt fiel, wie sie flüsternd die letzten Zeilen unseres Lieds sang. In dem Moment wusste ich, dass sie wie Eurydike an die Unterwelt verloren war und dass Sterben in erster Linie absolute Einsamkeit bedeutet.

Als die Kinder ihre Nachtruhe fanden, suchte ich bei Ruth nach Anzeichen für den bitteren Schmerz, den ich spürte. Ich fand keine; ich glaube, sie hatte mit alledem schon ihren Frieden gemacht.

Ruth starb am 22. September, einem Montag, vor vier Uhr morgens. Ihre Mutter war bei ihr. Ich war vorher gegangen, als sie in einen morphiumschweren Schlaf fiel, aus dem sie nie wieder erwachen sollte. Als sie das Ende kommen sah, rief Hilary mich gegen zwei Uhr nachts an und fragte, ob ich zurückkommen wolle, um dabei zu sein, aber ich entschied für mich, dass ich durch meine Gegenwart nichts mehr für Ruth tun konnte und dass ich meine Kraft für den nächsten Tag mit den Kindern brauchte. Und für jeden darauf folgenden Tag.

Es erschien mir nahe liegend, die Kinder mitzunehmen, damit sie ihre Mutter noch einmal sahen. Vielleicht war es nicht gerade das, was man tut, aber da der Tod als abstrakte Vorstellung für Zweijährige ziemlich unmöglich zu begreifen ist, glaubte ich, sie würden ansatzweise verstehen, was mit Ruth geschehen war, wenn sie sie kalt und leblos daliegen sahen. Kinder, sagte Ruth so gern, sind konkrete kleine Denker und brauchen keine Euphemismen. Das Reden um den heißen Brei ist für Erwachsene; Kinder brauchen nur die reine Wahrheit.

Während es ihnen jetzt helfen mag, zu verstehen, dass ihre Mutter sie nicht einfach absichtlich verlassen hat, gibt es doch wohl nichts daran zu deuten, dass Joe und Lola aller Wahrscheinlichkeit nach zu jung sind, um eine direkte Erinnerung an das Zimmer im Hospiz zu haben, in dem Hilary und die Schwestern Ruth aufgebahrt hatten. Als wir, vom Berufsverkehr aufgehalten, nach neun Uhr eintrafen, hatte Ruth schon mehrere Stunden in Totenruhe dagelegen. Mit ihren Hamsterbacken, ihren nachlässig kurz geschorenen Haaren und leicht geöffneten blassen Lippen sah sie auf einmal sehr jung und ganz kindlich aus. Vielleicht nicht so hübsch, wie sie einmal gewesen war, aber sehr friedlich.

Der Tod ist auch für Erwachsene schwer zu begreifen. Im Tränenschleier war es leicht vorstellbar, dass sie sich plötzlich aufsetzen würde, um ein Glas Fruchtsaft oder einen Becher heiße Schokolade zu verlangen. Es dauert nicht Minuten und nicht einmal Monate, sondern vielleicht Jahre, bevor man mit allen Fasern seines Wesens den Verlust eines geliebten Menschen registriert und akzeptiert hat. Noch jetzt kommt es mir meistens unwirklich vor. Wie hatte es nur geschehen können? Es gehörte doch nicht zum Plan.

Wie Ruth bin auch ich nicht religiös, aber ich kann besser als je verstehen, welchen Reiz die Vorstellung eines Lebens nach dem Tode hat. Zwar erscheint dieser Gedanke noch immer wie eine großartige Fiktion, aber ohne ihn ist so schwer vorstellbar, wo all die Dynamik, all der Elan, die Energie und die Tatkraft geblieben sein mögen, die Ruth ausmachten. Kann es wirklich so sein, dass sie im Einheitsbrei des Universums versickern?

In Wahrheit – und Ruth wusste das – lebt sie in ihren Kindern weiter. Das ist ihr ein bittersüßer Trost, denn sie waren es, von denen sie sich am schwersten trennen konnte. Ihre Familie hatte sie dreiunddreißig Jahre um sich gehabt, mich seit zwölf Jahren. Aber ihre geliebten Zwillinge kannte sie gerade mal zwei Jahre – ein Fünkchen Zeit. Auf bemerkenswerte Weise lässt sich bei Joe und Lola, die doch Zwillinge sind, zweieiige Zwillinge, erkennen, wie viel ganz einfach genetische Vererbung ist: Sie teilen dieselbe Umgebung und einen absolut parallelen Werdegang, und doch sind sie schon jetzt so faszinierend divergierende, individuelle kleine Menschen.

Was auch immer Ruth ihnen durch Erziehung

hätte geben können, dadurch dass sie sie mit ihrem Naturell beschenkte, waren sie schon überreich ausgestattet. Dass sie immer ihre Kinder sein werden, ist Ruth' Anteil an der Zukunft – und unser Anteil an Ruth.

Glossar

Kathy Acker

provokative New Yorker Autorin, die in der zweiten Hälfte der achtziger Jahre in London lebte. 1996 wurde bei ihr Brustkrebs diagnostiziert, und sie ließ sich beide Brüste abnehmen. Acker verweigerte sich der schulmedizinischen Behandlung und setzte konsequent auf alternative Therapie. Sie starb 1997 in Mexiko.

Liz Tilberis

Chefredakteurin des US-Magazins *Harper's Bazaar* und Mutter zweier Kinder, erkrankte an Eierstockkrebs. In dem Buch «No Time To Die» beschreibt sie ihren Kampf gegen die Krankheit.

Mavis Riley

eher kleinmütige Frauengestalt aus der TV-Serie «Coronation Street» (vergleichbar mit der deutschen «Lindenstraße»), gespielt von Thelma Barlow.

Orlan

radikale französische Künstlerin, die seit 1990 in zahlreichen «chirurgischen Performances» ihren Körper «umgestalten» lässt und die Operationen per Film, Video und Foto dokumentiert.

N. (Nicky) Clarke

Friseur der Rock-Schickeria.

Alan Clark

bekannter Tory-Politiker, der seine Tagebücher publizierte und berühmt ist für seine politisch höchst unkorrekten Kommentare.

Chris Eubank

englischer Boxer, ehemaliger WBO-Champion im Mittelgewicht.

Diane Abbott

(Old)-Labour-Politikerin mit einem Wahlkreis in East London, Unruhestifterin und besonders weit links orientiert.

Michael Winner

Filmregisseur («Ein Mann sieht rot»).

Robin Cooke

seit 1997 Außenminister unter Tony Blair.

Mr. Darcy

Figur aus dem Roman «Stolz und Vorurteil» von Jane Austen. In der TV-Fassung der BBC wird Mr. Darcy von Frauenschwarm Colin Frith gespielt.

Dr. Susan Lewis

Ärztin der amerikanischen TV-Serie «Emergency Room», gespielt von Sherry Stringfield.

Leben ohne Gebrauchsanweisung

Diese Bücher wenden sich an Frauen, die *Machiavella*, *freche Frauen* und *böse Mädchen* satt haben und statt dessen ihr Leben mit Gelassenheit und Mut zur Unvollkommenheit gestalten.

Susanne Stiefel
Lebenskünstlerinnen unter sich
Eine Liebeserklärung an die Gelassenheit
(rororo 22585)
Hier ist das Buch für Frauen, die keine vollmundigen Lebensrezepte brauchen, weil sie einen eigenen Stil gefunden haben. «Wie sehr einem das Leben erst gehört, wenn man es erfunden hat» – dieser Satz von Djuna Barnes ist ein Leitmotiv für dieses Buch, das eine Kombination von Text und Bild, von Geschichten aus dem vollkommenen Leben, bissigen Sottisen, von schönen Photos und typographisch hervorgehobenen Zitaten ist.

Amelie Fried (Hg.)
Wann bitte findet das Leben statt?
(rororo 22560)
Wann bitte findet das Leben statt? fragt sich wahrscheinlich so manche Frau, wenn sie gestreßt vom Alltag feststellt, daß ihre Träume irgendwo zwischen Beruf- und Privatleben verlorenzugehen drohen. Die Geschichten namhafter Autorinnen erzählen von Frauen und ihren Träumen, Enttäuschungen und hoffnungsvollen Perspektiven. Ein Buch über Frauen, die ein Leben ohne Gebrauchsanweisung führen.

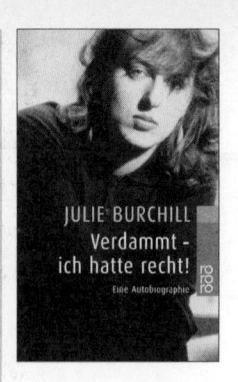

Julie Burchill
Verdammt – ich hatte recht!
Eine Autobiographie
(rororo 22556)
Das großartige Manifest einer begnadeten Journalistin und bekennenden Egozentrikerin. Drogen, Männer und Frauen: Julie Burchill hat nichts ausgelassen.
«Mädchenkitsch-Fanatikerinnen jeden Alters, hier ist Eure Bibel!» *Spex*

Ildikó von Kürthy
Mondscheintarif *Roman*
(rororo 22637)
Cora ist 33. Alt genug, um zu wissen, daß man einen Mann NIEMALS nach dem ersten Sex anrufen darf. Also tut sie das, was eine Frau in so einem Fall tun muß: Sie epiliert sich die Beine, hadert mit ihrer Konfektionsgröße und ihrem Schicksal – und wartet. Auf seinen Anruf. Stundenlang.

Weitere Informationen in der **Rowohlt Revue**, kostenlos im Buchhandel, oder im **Internet: www.rowohlt.de**